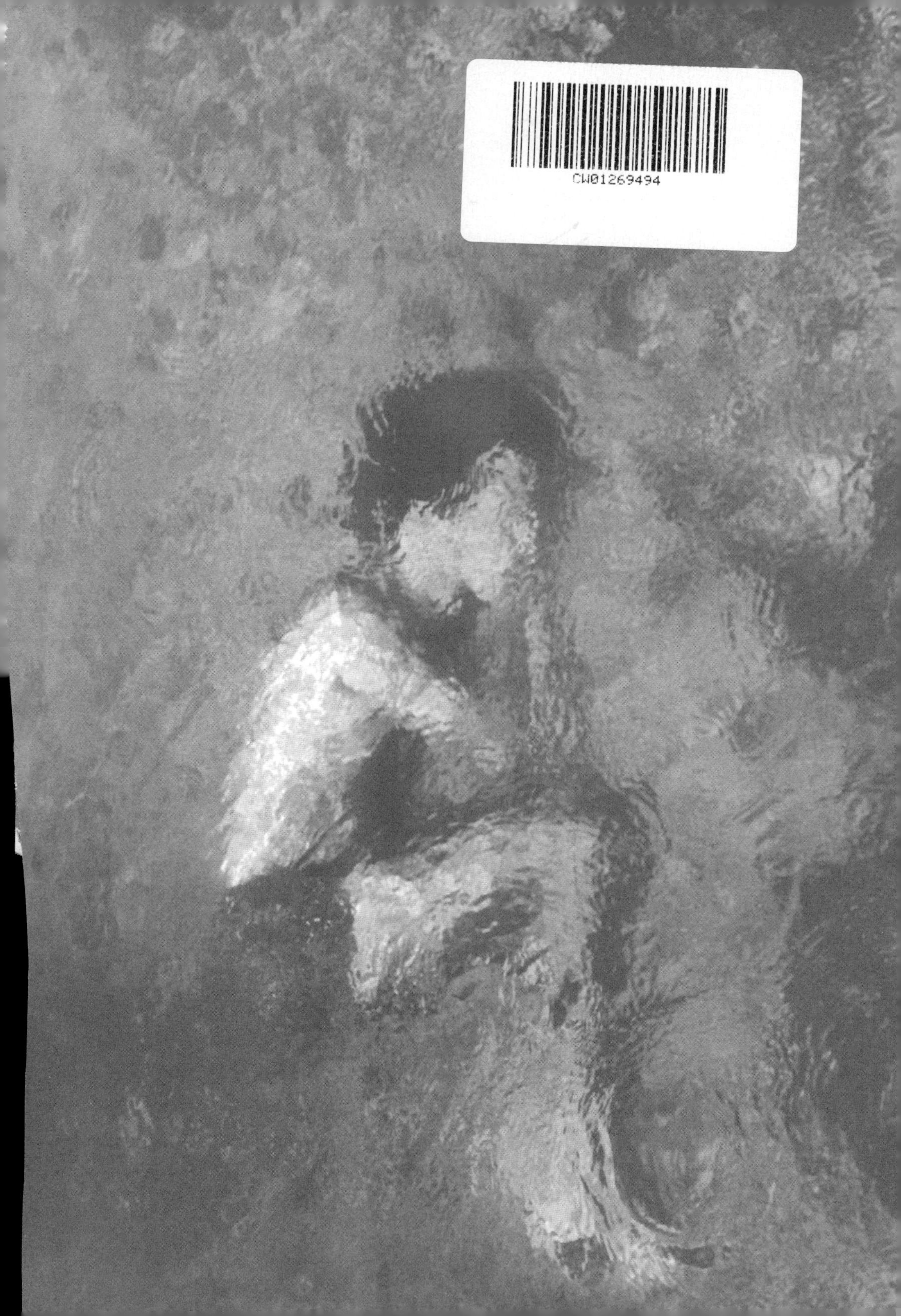

SIDARTA RIBEIRO
LIMIAR
Uma década entre o cérebro e a mente

Vieira & Lent
Rio de Janeiro, 2015

© 2015 by Sidarta Tollendal Gomes Ribeiro

Direitos desta edição reservados a
Vieira & Lent Casa Editorial Ltda.
editora@vieiralent.com.br | www.vieiralent.com.br

Editora | *Cilene Vieira*
Assistente Editorial | *Camila Areias*
Foto da Capa | *Leonardo Costa Braga*
Capa | *Ronaldo Alves*
Diagramação | *Leandro Collares (Selênia Serviços)*

A Vieira & Lent e o autor agradecem à editora Segmento a gentil cessão dos direitos de edição dos artigos publicados originalmente na revista *Mente & Cérebro*.

Editado conforme Novo Acordo Ortográfico da Língua Portuguesa.

Todos os direitos reservados. A reprodução não autorizada desta publicação, no todo ou em parte, constitui violação de direitos autorais (Lei 9.610/98).

CIP-BRASIL. CATALOGAÇÃO-NA-FONTE – SINDICATO NACIONAL DOS EDITORES DE LIVROS, RJ.

R37L

    Ribeiro, Sidarta T. G.
        Limiar : uma década entre o cérebro e a mente / Sidarta Ribeiro. - 1. ed. - Rio de Janeiro : Vieira & Lent, 2015.
        256 p. ; 23 cm.

    ISBN 978.85.8160.056-7

    1. Ensaios brasileiros. I. Título.

15-23334   CDD: 869.94
                                                                                    CDU: 821.134.3(81)-4

© Vieira & Lent Casa Editorial
Rio de Janeiro, junho de 2015 | 1ª reimpressão, novembro de 2015

Para Natália, companheira essencial de amor e ciência,
mãe de nosso maior tesouro: Ernesto.

Agradecimentos

O livro reúne adaptações de 93 crônicas e artigos publicados na revista *Mente & Cérebro* (Editoras Segmento e Duetto), sob a inteligente e sensível coordenação editorial de Gláucia Leal e Ana Claudia Ferrari, bem como o apoio competente de Fernanda Teixeira, Luiz Loccoman, Flavia Ferreira, Luciana Christante e Bruno Zeni. Dois outros artigos foram originalmente publicados pelo jornal o *Estado de S.Paulo* ("Um século depois, a vez do *Neurofreud*" em 02/12/2007 e "Quem vai salvar quem" em 27/10/2013), a convite de Laura Greenhalgh e Mônica Manir, respectivamente. O artigo "Novo, mas nem tão admirável" foi publicado em 12/01/2014 pelo jornal *Folha de S.Paulo*, sob o zeloso crivo editorial de Cassiano Elek Machado. A todos estes veículos de imprensa e profissionais que contribuíram para a edição e disponibilização de meus textos, muito obrigado. Agradeço também ao fotógrafo Leonardo Braga, amigo de fé e irmão camarada, pela foto apresentada na capa. A Cilene Vieira e Roberto Lent, pelo entusiasmo imediato. E a tod@s com quem troquei ideias: minha gratidão e aquele abraço.

Sumário

Apresentação, *11*

I • Sono e sonhos
Touro Sentado e o grande bisão branco, *17*
Pó de pirlimpimpim, *25*
Apaziguando fantasmas, *27*
Arte de sonhar (Entrevista com José Eduardo Agualusa), *29*
O oráculo da noite, *31*

II • A ciência
Avalanche de jovens cientistas, *41*
A guerra dos genes, *42*
Caçadores de ondas, *44*
Lei geral do coração, *46*
Agulhas e tatuagens, *50*
Concurso de inteligência, *52*
Sobre golfinhos e asnos, *54*
Ioga para a vida, *56*
Um século depois, a vez do Neurofreud, *58*
Elogio da loucura, *62*
Notícias de Babel, *64*
Ciência com H, *66*
Quem vai salvar quem?, *68*
Saber para quê?, *71*

III • Passado e futuro
A profecia de São Marx, *77*
Yes, we can, *79*

A re-evolução dos bichos, *81*

Amsterdã *2020*, *83*

Demasiado humano, *84*

Seres universais, *86*

Desarmando o *Kali Yuga*, *88*

Flores e pedras, *90*

Nascem os *Neurojedis*, *92*

Caxanga real, *94*

IV • A educação

Mais luz, *99*

Aprender e ensinar, *101*

Construindo a ponte, *102*

Educação, pobreza e destino, *104*

Piquetes, Piketty e educação, *106*

V • O Brasil

Sentir na pele, *111*

Anistia não é amnésia, *112*

Que venha o Sol, *114*

Tetra, penta, hexa... doxa, *116*

Fogueiras juninas, *118*

Copa da imaginação, *120*

Enquanto a casa cai, *122*

Dois centavos, *124*

A hora da estrela, *126*

VI • Do neurônio ao infinito

Hologramas, faraós e democracia, *131*

Viver, lembrar e relembrar, *133*

Esperando Gödel, *134*

A casa dos espíritos, *136*

A solidão do náufrago, *138*

Neurovida, *140*

A morada dos deuses, *142*

O amor-máquina (Entrevista com Guillermo Cecchi), *147*

Pedaço de mim, *151*

Estranha forma de vida, *153*

Olhando para dentro, *154*

Tempos heréticos, *156*

Magia branca, *158*

VII • A capoeira

Passagem, *163*

Lei da pimenta, *165*

Na subida nenhum santo ajuda, *167*

Passeio público, *170*

VIII • O ser humano

Anões e gigantes, *175*

Junto e misturado, *176*

Homo hibridus, 178

A vingança dos míopes, *180*

São Jorge e o dragão da maldade, *182*

Primeira palavra, *184*

A descoberta da gula, *186*

Tritongo e tambor, *188*

Loucos são os outros, *190*

Vida de cão, *192*

Esperando Perácio, *193*

Açúcar e afeto, *195*

Gibraltar no bar, *197*

Carta aberta, *199*

Enquanto isso, no manicômio..., *201*

IX • As drogas

Detalhes do não e do sim, *205*

Dedo na ferida, *206*

Bacamartes na tabacaria, *208*

Maconha e arte, *210*

Negócio da China, *212*

Cinema de índio, *214*

Andando em círculos, *216*

Quebrando o tabu, *217*

A ciência e o medo, *219*

Ignorância tem perna curta, *221*

Maconha faz bem, *223*

Reduzindo abusos, *226*

Rehab, *227*

Novo, mas nem tão admirável, *229*

X • Vida e morte

Primeiro ato, *243*

Tempo Rei, *244*

A porta de saída, *246*

A solidão da passagem, *248*

O homem que amava os animais, *250*

Duas vidas, *252*

Saudade, *254*

Apresentação

ESCREVER NÃO É FÁCIL. AINDA QUE SEJA UMA AÇÃO PRAZEROSA E ORGANIZADOra. Não costuma ser fácil nem mesmo para aqueles que o fazem bem – de forma clara, lúcida, inteligente –, como Sidarta Ribeiro. No entanto, esse neurocientista o faz como se fosse. Seus textos me fazem pensar em Clarice Lispector, quando afirma que escrever é uma espécie de maldição. "Mas uma maldição que salva", que fique bem entendido. "Salva a alma presa" (...) "salva o dia que se vive e que nunca se entende, a menos que se escreva". E tomo a liberdade de ir além: salva também percepções que possivelmente se perderiam se não fossem registradas e, nesse sentido, salva conquistas, impasses, desejos e sonhos de um povo, de uma época – ainda que sejam tempos de Kali Yuga. Talvez por isso a faina da escrita exija coragem, já que não só propõe possibilidades, mas traz a chance de revê-las, desdobrá-las, ainda que mais tarde, o melhor seja desconstruí-las, transformá-las.

Se pensarmos que o registro da palavra articula o que foi, o que é e o que será, é possível considerar uma transmissão que expande o desejo tão antigo de documentar: permite a partilha de construções mentais, saberes e, no caso dos textos de Sidarta, também desafiam, questionam, provocam o leitor. Múltiplos, alguns artigos têm o gingado lúdico e malemolente de um jogo de capoeira. Outros, a precisão cuidadosa de um argumento cientificamente comprovado. Há, por exemplo, os que convidam a viagens oníricas, a pensar sobre o país que queremos ter ou a levar em conta outras realidades. Não raro, vários aspectos se entrecruzam, revelando a contundência delicada de um autor que sabe do que fala – por isso não precisa, a todo momento, provar algo. E, gentil, simplesmente convida o interlocutor a pensar.

Porém, se tivesse de destacar uma característica dos escritos de Sidarta, diria mesmo que são textos vivos. Ao longo de quase nove anos tive o privilégio de ser uma das primeiras pessoas a ler a maior parte do material selecionado para este livro, anteriormente publicado nas edições mensais de *Mente & Cérebro*. A cada mês, recebia seus artigos com alegria (e não apenas eu, mas também outros colegas da redação). Os textos chegavam, às vezes, no último momento, quando estávamos prestes a enviar a revista para a gráfica. Mas vinham – e vêm – sempre pulsantes, intensos.

Em *Limiar – Uma década entre o cérebro e a mente*, os escritos reunidos em dez grupos temáticos – Sono e Sonhos, A Ciência, Passado e Futuro, A Educação, O Brasil, Do Neurônio ao Infinito, A Capoeira, o Ser Humano, As drogas, Vida e Morte – estabelecem uma espécie de ponte entre vários mundos; trechos de conversas boas sobre neurociência, política, sociedade, pesquisa científica, passando por história, bioquímica, ícones da cultura, desejos... Ou, talvez, não sejam tantos universos, mas um só, entremeado pelas várias realidades. Pedaços de um diálogo maior, bom de ler.

Às vezes com clareza luminosa do professor competente, com a curiosidade instigante do pesquisador minucioso, outras vezes propondo jogos sutis de luz e sombra ou brincando de contar a história nas entrelinhas, Sidarta revela sua trajetória peculiar, com uma marca dupla: sob o pano de fundo do rigor da ciência, permanece o brilho de encantamento pelo que ainda está por vir. Seus textos nos falam de um caminho que precisa ser trilhado com coragem e delicadeza. E talvez escrever não seja fácil justamente porque se trata de construir algo vivo, dinâmico, em constante transformação — que se move, inspira e expira bem diante dos nossos olhos. Escrever é lidar com matéria viva. Bom que Sidarta nos lembre disso.

Gláucia Leal
Editora-chefe da revista *Mente & Cérebro*
Jornalista, psicóloga e psicanalista

I • Sono e sonhos

Touro Sentado e o grande bisão branco[*]

HÁ MILÊNIOS O SER HUMANO É FASCINADO PELOS SONHOS. EM INÚMERAS CULTU-ras ancestrais, acreditava-se que as mirabolantes alucinações noturnas pudessem conter a chave de eventos futuros, revelados por meio de profecias, oráculos e visões. Beberam da mesma fonte sacerdotes, pitonisas e videntes de toda sorte, capazes de enxergar no enredo onírico de símbolos misteriosos um enigma prático, pleno de significados concretos, que pudesse esclarecer o rumo da vida. Clientela para esses interpretadores jamais faltou, tantos foram os reis e generais, líderes e vizires, estrategistas e políticos que só deram seus passos mais importantes após receberem os bons auspícios do oráculo da noite.

Se textos muito antigos como a Bíblia, a Torá e o I Ching atribuem aos sonhos significado religioso, culturas mais recentes — ditas "primitivas", talvez representativas de estruturas ancestrais do pensamento — também costumam interpretar o fenômeno onírico como mediação entre os mundos material e espiritual. Nas etnias indígenas da Amazônia, os sonhos frequentemente são considerados um canal sagrado para o território invisível governado pelo espíritos, servindo de portal para o diagnóstico e a cura de feitiços.

O aspecto de aconselhamento onírico diante de situações de conflito fica bem explícito nos sonhos divinatórios relatados pelo chefe indígena Touro Sentado, que guiou com sucesso extraordinário os guerreiros da nação Dakota no confronto desigual com o exército dos Estados Unidos. O líder indígena era membro da

---

[*] Artigo baseado no texto publicado originalmente na revista *Mente & Cérebro*, com o título "Para quê servem os sonhos?". Gentilmente cedido pela editora Segmento para esta edição.

sociedade do Bisão, um grupo de sonhadores místicos dedicados à premonição. Segundo seu relato, as desconcertantes ações de guerrilha comandadas por ele provinham da inspiração que, durante os sonhos, recebia de um grande bisão branco, símbolo do Grande Espírito — ninguém menos que Deus para os Dakota.

No dia 25 de junho de 1876, o poderoso 7º regimento de cavalaria do general George Custer realizou um ataque-surpresa a um grande acampamento Dakota, esperando encontrar apenas velhos, mulheres e crianças. Entretanto, poucos dias antes, Touro Sentado havia sonhado com uma chuva de homens brancos caindo como gafanhotos sobre a relva. Por essa razão, reuniu secretamente, perto do acampamento das famílias, cerca de dois mil guerreiros de diferentes etnias Dakota. Para horror da imprensa norte-americana, que acompanhava com frenesi os extermínios de acampamentos indígenas liderados pelo famoso general, a improvável profecia de Touro Sentado realizou-se. Diante da ferrenha resistência dos Dakota, o regimento se desesperou e bateu em retirada pelo terreno aberto e desconhecido. Após um feroz mas rápido combate, Custer e seus soldados, incluindo dois de seus irmãos, um sobrinho e um cunhado, foram impiedosamente massacrados na campina verdejante de Little Bighorn.

A fé no poder divinatório dos sonhos não é restrita às sociedades primitivas ou já extintas. Ainda hoje, entre a maioria pobre das populações urbana e rural, é impossível não encontrar quem interprete um sonho como aviso ou premonição digna de orientar ações de compra e venda, casamentos, ocorrências trágicas, viagens, contratos e apostas a dinheiro. A crença na capacidade preditiva do sonho tem raízes profundas na história e ramificações extensas na cultura, permeando quase todos os aspectos da sociedade.

Tamanha fé nos sonhos não encontra nenhum paralelo no meio acadêmico, onde as opiniões se dividem em teorias díspares mas unidas em torno de um ponto: sonhos refletem processos fisiológicos endógenos, e não fenômenos premonitórios de origem exógena ao sonhador. Desmistificar o fenômeno onírico em sua concepção popular é tarefa que vem sendo levada a sério por investigadores do cérebro e da mente de todo tipo, de biólogos a físicos, de psicólogos a linguistas, de cientistas da computação a filósofos. As vertentes científicas de explicação, céticas quanto aos deuses, focam sua busca nos mecanismos naturais subjacentes ao sonho.

Pioneiro nessa linhagem de pensamento, Sigmund Freud (1856-1939) identificou o que foi vivido durante a vigília como origem do conteúdo onírico. Além disso, detectou no sonho o afloramento de memórias antigas, normalmente pouco acessíveis à lembrança quando estamos despertos. Suas contribuições são vastas e abertas ao garimpo experimental. Freud observou, por exemplo, que os sonhos repetitivos permitem ao eu consciente entrar em contato com memórias esquecidas e mesmo reprimidas, por meio de um processo de "soterramento" de lembranças indesejadas. Na concepção freudiana o desejo é o motor do sonho, que evoca memórias do passado e permite ao sonhador, de alguma maneira, satisfazer anseios conscientes e inconscientes.

O longo período de antifreudianismo na ciência, iniciado por razões morais e políticas já no começo do século 20, se estabeleceu efetivamente a partir dos anos 1950, com a descoberta dos fármacos antipsicóticos e do sono REM (Abreviatura da expressão inglesa "rapid eye movements"), fase do sono de elevada atividade cortical que, em adultos, é concomitante com os sonhos. Ambas as descobertas banalizaram a subjetividade do sonho, a primeira em troca da contenção comportamental do psicótico, a segunda em prol de um estado fisiológico objetivamente mensurável pelo eletroencefalograma. Com o tempo, a neuroquímica e a neurofisiologia foram consideradas capazes de substituir com vantagens as variáveis inobserváveis propostas por Freud. Em vez de estudar símbolos oníricos, investigar o sono REM. Em lugar de perguntar o significado de uma cena sonhada, compreender de que forma as variações relativas dos níveis de neurotransmissores geram a alternância entre sono e vigília. De ator central no teatro da noite, o sonho se transformou em figurante supérfluo, efeito colateral sem sentido, bizarrice casual sem necessidade de explicação específica.

Essa forma de encarar o problema onírico se tornou paulatinamente hegemônica nos meios acadêmicos, propagando como verdade testada e comprovada que os sonhos simplesmente não têm significado algum. O filósofo Owen Flanagan, da universidade Duke, por exemplo, alcançou notoriedade ao escrever que os sonhos não podem ter nenhuma função adaptativa, pois ele, Flanagan, jamais teve um sonho que o ajudasse a resolver algum problema da vida real. É bastante provável que a vida de um professor universitário bem estabelecido na carreira não seja a melhor candidata a revelar as primitivas funções oníricas.

Para entender para que serve o sonho, necessitamos compreender as condições em que se deu sua evolução. Enquanto nossos ancestrais hominídeos estavam sujeitos às mesmas determinações darwinistas que governam o restante do reino animal – predar, não ser predado e procriar –, o homem contemporâneo esquiva-se de todo o risco. Em vez de caçadas perigosas e coletas incertas, fazemos visitas regulares ao supermercado. No lugar da alternância de turnos de guarda noturna para evitar um ataque traiçoeiro na madrugada, temos a segurança dos muros, portas trancadas e alarmes. Em lugar de pedras e peles, dormimos sobre colchões anatômicos. Em vez da dificuldade de encontrar fêmeas férteis que não fossem parentes próximas, apenas o risco de levar um não de uma desconhecida numa festa ou bar. Se os sonhos alguma vez foram essenciais para nossa sobrevivência, já não o são. Isso não significa, entretanto, que os sonhos não possam mais desempenhar importantes papéis cognitivos.

Para esclarecer que papel é esse, é preciso em primeiro lugar desconstruir a noção de que os sonhos refletem algum tipo de processamento neuronal aleatório. Embora regiões profundas do cérebro de fato promovam durante o sono REM um bombardeio elétrico aparentemente desorganizado do córtex cerebral, há bastante evidência de que os padrões de ativação cortical resultantes desse processo reverberam memórias adquiridas durante a vigília. Mesmo que não soubéssemos disso, basta um pouco de reflexão para refutar a teoria aleatória dos sonhos. A ocorrência múltipla de um mesmo sonho é um fenômeno detectável, ainda que ocasionalmente, na experiência da maior parte das pessoas. O pesadelo repetitivo é um sintoma bem estabelecido do transtorno de estresse pós-traumático, que acomete indivíduos submetidos a eventos excessivamente violentos. Dada a imensa quantidade de conexões neuronais existentes no cérebro, seria impossível ter sonhos repetitivos se eles fossem o produto de ativação ao acaso dessas conexões.

Em segundo lugar, ao contrário da teoria de que os sonhos são subproduto do sono sem função própria, solidifica-se cada vez mais a noção de que o sono e o sonho são cruciais para a consolidação e a reestruturação de memórias. Ambos os processos parecem ser dependentes da reverberação elétrica de padrões de atividade neural que ocorrem enquanto dormimos e que representam memórias recém-adquiridas. Essa reverberação se beneficia da ausência de interferência sensorial, resguardando o processamento mnemônico das perturbações ambientais. Esse processo é característico do *sono de ondas lentas*, que ocupa a primeira metade da noite com ondas eletroencefalográficas de baixa frequência e grande amplitude.

Além disso, como venho demonstrando junto com outros grupos de pesquisa desde 1999, o sono REM desempenha um papel fundamental na fixação de longo prazo das memórias em circuitos neuronais específicos. Esse processo depende da ativação de genes capazes de promover modificações morfológicas e funcionais das células neurais. Tais genes são ativados durante a vigília quando algum aprendizado acontece, e voltam a ser acionados durante os episódios de sono REM subsequentes. Como resultado, memórias evocadas por reverberação elétrica durante o sono de ondas lentas são consolidadas por reativação gênica durante o sono REM.

Experimentos eletrofisiológicos e moleculares mostram ainda que as memórias migram de um lugar para outro dentro do cérebro, sofrendo importantes transformações com o passar do tempo. Áreas do cérebro envolvidas na estocagem temporária de informações, como o hipocampo, apresentam reverberação elétrica e reativação gênica apenas durante os primeiros episódios de sono após o aprendizado. Em contraste, áreas do córtex envolvidas na armazenagem duradoura das memórias apresentam persistência desses fenômenos por muitos episódios de sono após a aquisição de uma nova memória.

E isso não é tudo. Ainda que a capacidade de adquirir memórias por repetição seja essencial para nós, é a aprendizagem criativa que distingue a cognição dos seres humanos. Qualquer animal é capaz de aprender por indução, isto é, acumulando experiências singulares por contato direto com o mundo externo, ao ritmo de uma observação por vez. Muitos conseguem também generalizar seu aprendizado indutivo de modo a deduzir as propriedades gerais das coisas. Entretanto, apenas alguns mamíferos e aves parecem ser aptos a inventar soluções, misturando ideias de forma a produzir a operação mental chamada de abdução. Nesse caso, a mente é transportada de um lugar a outro de forma abrupta, reestruturando memórias preexistentes a fim de criar uma nova lembrança, mais adaptativa aos desafios da vigília.

Diversos estudos indicam que o sono facilita enormemente esse processo. Em 2006, o pesquisador alemão Jan Born e seus colaboradores mostraram que a descoberta de uma solução oculta para um problema numérico ocorre com alta frequência após uma noite de sono, mas é praticamente ausente em indivíduos privados de sono. Em 2009, o grupo de pesquisa liderado por Sarah Mednick, na universidade da Califórnia, em San Diego, nos Estados Unidos, mostrou que a resolução criativa de um problema de associação de palavras depende fortemente do tempo passado em sono REM entre a apresentação do problema e sua resolução.

De que forma é possível conciliar a explicação materialista dos sonhos com a função premonitória a eles atribuída por tantas tradições diferentes? O ponto de encontro entre concepções tão distintas é a reativação de memórias durante o sono, que alimenta o enredo onírico. Para vivenciá-lo subjetivamente, não basta reverberar padrões de atividade elétrica no córtex cerebral. É preciso concatená-los numa busca da satisfação do desejo mediada por dopamina, de forma a simular uma sequência comportamental plausível, capaz de inserir-se num futuro em potencial que inclua o ambiente e o próprio sonhador. Governada por emoções e motivações, a experiência onírica permite a simulação de futuros possíveis, tão mais claros e prováveis quanto mais marcantes e previsíveis forem os desafios da vigília. Nessa concepção, a função primordial dos sonhos é a simulação de estratégias comportamentais, adaptativas ou não. Recompensando os circuitos neurais dos sonhos bons e punindo os circuitos subjacentes aos pesadelos, é possível aprender durante a noite sem os riscos da realidade.

O oráculo onírico integra uma grande quantidade de informações das quais o sonhador pode ou não estar consciente. As mensagens vêm simbolizadas de acordo com o repertório cultural de quem sonha, e adquirem mais força emocional quando este atribui aos sonhos o poder de revelar o futuro. Se o general Custer tivesse dado atenção aos seus pesadelos em junho de 1876, talvez não tivesse adentrado com centenas de soldados na armadilha da pradaria desprotegida, que Touro Sentado simulou em sonhos. Ao final do combate, 268 corpos vestidos com uniformes azuis jaziam na relva verde, tal como na premonição do grande chefe Dakota.

Ao refletir processos endógenos que preveem eventos de origem exógena ao sonhador, as produções oníricas são comumente interpretadas como premonição mágica do imponderável, motivando a superstição de que o oráculo é determinístico. Em vez de ser compreendido como uma conjectura fundada na experiência, o sonho passa a representar um aviso celestial. Entretanto, por ser probabilístico, o sonho está sujeito a enganos consideráveis em suas predições. Pessoas que passaram por traumas fortes costumam ter sonhos de fácil interpretação, que remetem literalmente às experiências desagradáveis. As memórias do passado perigoso passam a reverberar de forma exagerada, alertando de forma estridente para um futuro perigoso que, quando não vem, transforma o sonho num sinal patológico.

De onde veio, afinal, a importância dos sonhos para nós, e qual sua relevância para o futuro da espécie? A experiência onírica foi provavelmente a primeira demonstração para nossos ancestrais de que a percepção sensorial pode ser apenas um teatro de ilusões. No momento em que foi possível experimentar vividamente a riqueza onírica e lembrar-se disso na vigília, tornou-se possível perceber que nem tudo que é pensado precisa corresponder a uma percepção ou ato motor na vida real. Daí para a imaginação consciente pode ter sido um pulo. Dessa imaginação para o planejamento do futuro e a lembrança do passado, articulados enquanto narrativas de um mesmo eu, outro salto. O compartilhamento dessas experiências por meio da linguagem talvez tenha mesmo inaugurado a religião, confirmando para todos os membros da tribo que além dessa realidade há outras, fato atestado por todos, no limiar da manhã.

Pó de pirlimpimpim

ALCANÇAR O APRENDIZADO INSTANTÂNEO É UM DESEJO PODEROSO, POIS O CÉREbro sem informação é pouco mais que estofo de macela. Emília, a sabida boneca de Monteiro Lobato, aprendeu a falar copiosamente após engolir uma pílula, adquirindo de supetão todo o vocabulário dos seres humanos ao seu redor. No filme *Matrix* (1999), a ingestão de uma pílula colorida faz o personagem Neo descobrir que todo o mundo em que sempre viveu não passa de uma simulação chamada Matriz, dentro da qual é possível programar qualquer coisa. Poucos instantes depois de se conectar a um computador, Neo desperta e profere estupefato: *I know Kung Fu.*

Entretanto, na matriz cerebral das pessoas de carne e osso, vale o dito popular: "Urubu, pra cantar, demora." O aprendizado de comportamentos complexos é difícil e demorado, pois requer a alteração massiva de conexões neuronais. Há consenso hoje em dia de que o conteúdo dos nossos pensamentos deriva dos padrões de ativação de vastas redes neuronais, impossibilitando a aquisição instantânea de memórias intricadas.

Mas nem sempre foi assim. Há meio século, experimentos realizados na Universidade de Michigan pareciam indicar que as planárias, vermes aquáticos passíveis de condicionamento clássico, eram capazes de adquirir, mesmo sem treinamento, associações estímulo-resposta por ingestão de um extrato de planárias previamente condicionadas. O resultado, aparentemente revolucionário, sugeria que os substratos materiais da memória são moléculas. Contudo, estudos posteriores demonstraram que a ingestão de planárias não-condicionadas também acelerava o aprendizado, revelando um efeito hormonal genérico, independente do conteúdo das memórias presentes nas planárias ingeridas.

A ingestão de memórias é impossível porque elas são estados complexos de redes neuronais, não um *quantum* de significado como a pílula da Emília. Por outro lado, é perfeitamente possível acelerar a consolidação das memórias por meio da otimização de variáveis fisiológicas naturalmente envolvidas no processo. Uma linha de pesquisa importante diz respeito ao sono, que comprovadamente beneficia a consolidação de memórias. Em 2006, pesquisadores alemães publicaram um estudo sobre os efeitos mnemônicos da estimulação cerebral com ondas lentas (0,75 Hz) aplicadas durante o sono por meio de um estimulador elétrico. Os resultados mostraram que a estimulação de baixa frequência é suficiente para melhorar significativamente o aprendizado de diferentes tarefas. Ao que parece, as oscilações lentas do sono são puro pó de pirlimpimpim.

Apaziguando fantasmas

É DO RABINO MENACHEM SCHNEERSON (1902-1994) A CONSTATAÇÃO DE QUE, SE não fosse o sono, não haveria amanhã e a vida se resumiria a um hoje contínuo. Se a pausa periódica na vivência da realidade externa confere unidade ao passar do tempo, também opera transformações notáveis na realidade interna. A cada noite o sono mastiga e deglute as memórias novas, esquecendo algumas e transformando outras em memórias maduras, distribuídas pelo cérebro e articuladas a outras memórias mais antigas ainda, rebanhos de pensamentos em constante evolução.

O embate entre esquecimento e incorporação de uma nova memória depende da relação entre sua utilidade e o custo de carregá-la. Memórias derivadas de vivências aversivas são inscritas na circuitaria neuronal mais profundamente do que memórias de baixo teor emocional. Quando uma memória se refere a uma situação realmente perigosa ou indesejável, pode ser útil carregá-la mesmo à custa de sustos na vigília e pesadelos ocasionais. Mas quando a memória não se refere a nada relevante, melhor mesmo é esquecer. Quantas coisas, à primeira vista desagradáveis, não se transformam, com o tempo, em palatáveis e até desejáveis?

Experimentos realizados por Matthew Walker e colaboradores na Universidade da Califórnia em Berkeley vêm demonstrando na última década que o sono REM facilita a atenuação da resposta a estímulos aversivos. Esse papel já era previsto pela psiquiatria, pois o sono frequentemente está alterado nos distúrbios do humor. Um dos novos estudos utilizou a ressonância magnética funcional para medir a atividade da amígdala, uma estrutura cerebral envolvida na valoração de experiências aversivas, durante a apresentação de imagens desagradáveis. Duas sessões de imageamento foram realizadas, antes e depois de um período de sono monitorado eletroencefalograficamente. Os resultados apontaram uma diminuição das respostas da amígdala após o sono, com uma queda correspondente na reação comportamental às imagens aversivas. Além disso, o sono promoveu um aumento da conectividade funcional entre a amígdala e o córtex pré-frontal ventromedial. Outro achado importante do estudo é a correspondência íntima entre tais efeitos e a queda da atividade de alta frequência (>30Hz) no córtex pré-frontal durante o sono REM. Essa atividade serve como marcador eletrofisiológico de transmissão adrenérgica. Em tese, isso pode contribuir para diminuir a hiperreatividade da amígdala a estímulos aversivos, causando uma habituação da resposta comportamental ao estresse.

Os resultados podem ter implicações para o tratamento da síndrome do estresse pós-traumático, em que o sono é invadido por pesadelos recorrentes a respeito de perigos que já não existem na realidade. Se uma das várias funções do sono é apaziguar os fantasmas do passado, talvez o sonho seja mesmo a arena mais adequada para sublimar o trauma.

Arte de sonhar
(Entrevista com José Eduardo Agualusa)

Conheci José Eduardo Agualusa por intermédio de amigos em comum e um interesse compartilhado: o sonho, tema do romance que ele atualmente escreve. A prosa do grande escritor angolano, ao mesmo tempo onírica e lúcida, se lê tão bem quanto se escuta. Após muitas horas de conversa, tive clareza das perguntas.

Como aprendeu a sonhar?
Ainda não aprendi, creio que estou aprendendo. Vou desenvolvendo técnicas, mas sou um autodidata. A arte de sonhar devia ser ensinada desde muito cedo.
Qual é o papel do sonho na sua criação?
É fundamental. Na maioria dos meus romances sonho com desfechos de capítulos, soluções para as intrigas, com o nome dos personagens e, por vezes, com frases inteiras. N'O vendedor de passados (ed. Gryphus), surgiu-me em sonhos esse personagem que vendia passados. N'A vida no céu (ed. Quetzal), um romance para jovens, sonhei com o título e toda a história se foi formando a partir dele. Lembro sempre o caso de um poeta francês que antes de se ir deitar colocava um cartaz na porta do quarto: "Silêncio! Poeta trabalhando!". Acho que sonhar é parte do meu ofício. Durmo para trabalhar. Sonhamos para fazer futuro.
O que sonha para Angola?
Espero que Angola se transforme num país onde seja possível voltar a sonhar.
Qual o maior pesadelo dos tiranos?
O poder revolucionário do sonho. Quando alguém pensa as ditaduras começam a tremer.

Qual o futuro do modelo econômico atual?

Creio que o modelo capitalista, tal qual está a ser aplicado, com ligeiras variações, na maior parte do globo, não responde mais aos problemas e questionamentos do nosso tempo. Os recursos do planeta não são inesgotáveis, mas a ambição parece ser. Precisamos construir um sistema em que todos possam usufruir de tudo sem que isso implique ter. Usufruir não é o mesmo que possuir. Ter o mínimo, usufruindo de tudo — este deveria ser o nosso lema.

O que significa a internet na história?

A internet está a implicar uma revolução de tal forma vasta que só daqui a muitos anos a conseguiremos avaliar em toda a sua dimensão.

Há futuro para os povos aborígenes?

Tem de haver. Esses povos sobreviveram até aos nossos dias porque o seu sistema possui uma inteligência particular. Precisamos estudar essa inteligência.

Como cidadão do mundo, o que opina sobre Belo Monte e demais hidrelétricas em construção ou planejadas na Amazônia?

Acho um erro e um crime. Um erro porque em territórios tropicais, de solos frágeis e sujeitos a chuvas fortes, com o perigo de rápido assoreamento, essas grandes barragens talvez nem cheguem a pagar o próprio custo. Um crime porque estão destruindo sistemas culturais e ecológicos. Defendo a energia solar e eólica.

Que papel vê para o Brasil no cenário internacional?

O Brasil é uma potência amável. Uma grande potência sem consciência do seu poder. A única grande potência que conquistou o mundo não pela força, mas por meio da cultura. Nesse sentido pode vir a ser uma referência moral fundamental e um país guia num tempo novo, não mais feito de guerras, mas de diálogos.

Você é otimista ou pessimista em relação à luta da libido contra a repressão, sobretudo no que diz respeito à condição feminina em sociedades patriarcais fundamentalistas?

Otimista. A mulher, como diz a canção, é o futuro do homem. E quem pode querer melhor futuro?

O controle da telomerase pode em breve eliminar a velhice. O que advirá disso?

Um respeito infinito pela vida. Nesse futuro — quando a velhice for vencida — cada morte será uma tragédia imensa.

O oráculo da noite*

QUANDO AS DIFERENTES ESPÉCIES DO GÊNERO *HOMO* AINDA SE MISTURAVAM, MATAvam e amavam entre si, sonhar já era um imenso mistério diariamente renovado. O que seriam esses mundos cheios de universos, verdadeiros cinemas neolíticos, tão vívidos e interessantes à percepção e à emoção? De que modo eram interpretadas essas imagens de gente, bisões, mamutes e tudo o mais que povoava as paredes e a imaginação de nossos arquitataravós, ainda tão longe da agricultura, da roda e da escrita? Seria real o mundo daqui ou o de lá? As crianças de hoje têm dificuldade para entender que seus sonhos mais intensos de satisfação do desejo não geram consequências quando elas despertam. E entre aborígines australianos não há dúvida: o mundo real é ilusão, o mundo dos sonhos é que é real.

---

* Artigo baseado no texto publicado originalmente na revista *Mente & Cérebro*, com o título "Sonhos podem prever o futuro?". Gentilmente cedido pela editora Segmento para esta edição.

Não que os outros mamíferos não sonhem. Sonham sim, sonham demais. Basta olhar seu cachorro de estimação dormindo para inferir a rica experiência onírica que devem ter os animais. Como vimos, o sonho ocorre majoritariamente numa fase específica do sono chamada REM, caracterizada por movimentos rápidos dos olhos e um completo relaxamento dos outros músculos do corpo. Quando estamos mais distantes da ação do mundo real, ficamos imersos no interior dos sonhos. Os mamíferos que experimentam mais sono REM são os que ocupam o topo da cadeia alimentar — e por isso não têm muito receio da predação. Os campeões do sono são os felinos, canídeos e símios, dominantes em suas esferas por força das presas, garras ou ação coletiva articulada. Provavelmente, os sonhos desses animais devem ser construídos em torno dos imperativos darwinistas de matar, não morrer e procriar, simulações de comportamentos adaptativos, ensaios de atos essenciais. Mas não, nenhum cão jamais sonhou com a riquíssima variedade de símbolos típica dos humanos. Quando José interpretou os sonhos do faraó, tratava-se de um fenômeno essencialmente humano. Como chegamos a isso?

Sonhar há de ter sido profundamente perturbador para nossos ancestrais por milênios incontáveis de noites intensamente estreladas e mágicas. Longuíssimas noites dos xamãs através de glaciações e degelos, até a ideia de que o sono e a morte são apenas passagens para outras vidas, gerando coisas completamente novas na cultura primata: as tumbas multicoloridas, as múmias, os sacerdotes sibilantes e os intérpretes de sonhos. De que modo esses elementos culturais se entrelaçaram na gênese da consciência humana é mistério a ser decifrado nos fragmentos de texto remanescentes da Antiguidade. Sabemos por meio desses escritos que cabia aos intérpretes oníricos decifrar as mensagens recebidas em sonhos pelos reis e chefes militares. Como eram tais sonhos?

Os textos mais antigos indicam que eram sonhos de aconselhamento ou comando das ações do sonhador, tipicamente advindos de ancestrais já falecidos. Uma inscrição egípcia de quatro mil anos atrás proclama "instruções que sua majestade o rei Amenemhet I deu ao seu filho quando lhe falou num sonho". No *Épico de Tukulti-Ninurta* — rei assírio possivelmente identificado como Nimrod, bisneto do bíblico Noé —, um bem preservado texto cuneiforme narra a aparição em sonhos de anjos enviados pelo poderoso deus Marduk para consolar e aconselhar o protagonista. Quase mil anos depois, ainda no Império Assírio, presságios oníricos eram coletados em volumes como o *Ziqiqu*, que estabelecia associações entre eventos ocorridos em sonhos e suas supostas consequências. Na Antiguidade, era comum ouvir em sonhos as vozes dos mortos.

A sequência causal entre memórias reverberantes, sonhos e impressões dos antepassados foi proposta em 1976 por Julian Jaynes, psicólogo da Universidade Princeton, no célebre livro *The origin of consciousness in the breakdown of the bicameral mind* (A origem da consciência no colapso da mente bicameral). Jaynes postulou que na aurora de nossa consciência atual encontram-se as memórias dos comandos verbais proferidos pelos chefes dos clãs. Tais comandos reverberavam no sistema auditivo de modo a permitir o trabalho continuado ao longo do dia: caça, coleta, pastoreio, lavoura, luta e trabalho árduo por horas a fio, mesmo na ausência dos chefes. Esses líderes — em geral patriarcas de todo o grupo — tinham ao morrer o corpo untado, pintado e embalsamado com esmero e adoração... e deixavam reverberando em seus súditos as memórias de suas vozes plenas de autoridade. Uma reverberação que era mais forte nos sonhos do que na vigília, pela mera ausência de interferência sensorial propiciada pelo sono.

Desses sonhos nasceram Marduk e os outros deuses da Babilônia, bem como todos os deuses mais antigos. E com eles a casta de pessoas que ajudavam, de todas as formas possíveis, o transe místico dos que podiam evocar e interpretar as diretrizes divinas. Sacerdotes, pitonisas e outros oráculos divinatórios tiveram um grande poder real, fato bem ilustrado pelo escravo judeu José feito vizir no Egito por ter oferecido uma interpretação satisfatória dos sonhos do faraó.

Mas chegou o tempo em que ruíram as sociedades piramidais colossais, em que centenas de milhares de pessoas eram comandadas por um deus vivo que alucinava as vozes dos deuses mortos. Quando o número de bocas a alimentar e de fronteiras a proteger tornou-se maior do que toda a sabedoria dos velhos deuses, suas vozes se calaram. Do Eufrates ao Nilo, os textos remanescentes do segundo milênio a. C. denunciam esse silêncio crescente, até que se dissolveu a separação mental entre deuses e humanos.

Só então passamos a entender que a voz incessante de nosso diálogo interno é apenas nossa, não de outra entidade. Desapareceram as pessoas bicamerais, que escutavam anjos e demônios. Surgiram as pessoas unicamerais, unificadas na representação de um "eu" autônomo que dispõe de um vasto repertório de memórias não para alucinar, mas para imaginar planos. Não mais o bicameral, brutal e ingênuo Aquiles que, sem passado ou futuro, apenas buscava a glória movido por comandos divinos. Agora sim, o unicameral Ulisses, "eu" cheio de estratagemas capaz de enganar os troianos num cavalo de madeira, antever os efeitos nefastos do canto das sereias, ludibriar Polifemo com seu conhecimento da mente alheia e principalmente viajar de maneira persistente por dez anos numa odisseia dolorosa, a fim de reencontrar esposa e filho na Ítaca distante.

Hoje somos todos Ulisses em nossa capacidade de planejar o futuro usando as memórias do passado como antecipação da recompensa para levar adiante o trabalho. Aqueles hoje em dia que não vivenciam essa fusão, aqueles ainda cindidos numa mentalidade de múltiplos compartimentos, seriam os esquizofrênicos. Platão comparou o delírio psicótico a um sonho perpétuo em que alguns homens acreditavam "que eram deuses e podiam voar"...

Impossível recontar nossa história sem mencionar os oráculos oníricos que hoje seriam chamados de loucos, mas que em sua época eram agentes sociais valorizados e sacralizados. Fundamentais durante muitos milênios, paulatinamente perderam importância e foram relegados, nos séculos mais recentes, ao limbo das superstições, no qual submergiram magos e profetas, até que o fenômeno onírico foi resgatado pela psicanálise.

Integrar toda essa evidência histórica com a ciência contemporânea é uma tarefa que apenas recentemente começou a ser possível. Um dos maiores avanços veio da pesquisa realizada a partir dos anos 1990 pelo psicanalista e neuropsicólogo Mark Solms, da Royal London School of Medicine. Estudando centenas de pacientes neurológicos, Solms descobriu que a capacidade de sonhar – mas não o sono REM – é especificamente abolida por lesões dos circuitos dopaminérgicos relacionados a recompensa e punição. Essa descoberta dissociou pela primeira vez o sonho do sono REM, dando um sentido surpreendentemente exato à celebre noção freudiana de que o desejo é motor do sonho.

Apesar do desprezo com que o sonho foi tratado pela biologia e medicina do século 20, a interpretação onírica foi preservada no mundo ocidental por meio da cultura divinatória do povo iletrado, bem como no divã dos analisados pelo método de Sigmund Freud e seus tantos seguidores. Carl Jung, seu colaborador, discípulo e desafeto, afirmou que "o sonho prepara o sonhador para o dia seguinte".

Em 2010, o papel cognitivo dos sonhos foi demonstrado pela primeira vez de forma quantitativa. Na Universidade Harvard, os pesquisadores Robert Stickgold e Erin Wamsley investigaram a relação do repertório onírico com o desempenho de voluntários experimentais na navegação de um labirinto virtual. Descobriram que apenas os voluntários que relataram sonhar com o labirinto tiveram melhora substancial de desempenho quando jogaram novamente, horas depois. Sonhos com outros assuntos distintos do labirinto não foram acompanhados de benefícios cognitivos. Apenas pensar no labirinto, em estado de vigília, tampouco resultou em efeitos benéficos. Esses resultados demonstraram que sonhar é adaptativo – e não simplesmente um epifenômeno do sono.

Com essas mais recentes descobertas, começa a ser delineado um cenário emocionante da evolução da mente humana. A capacidade de imaginar o futuro com base no passado, eixo central de nossa consciência reflexiva, talvez represente a invasão durante a vigília de algo muito mais antigo, que é justamente a capacidade de sonhar. A função primordial dos sonhos teria sido, então, a de simulação capaz de avisar sobre potenciais perigos ou oportunidades do amanhã – um "oráculo" biológico provedor de conselhos e orientações sobre as melhores decisões a tomar num provável mundo real. Tal oráculo não seria determinístico, e sim probabilístico, produzindo "palpites bem informados" que, a julgar pelo registro histórico, tiveram um papel poderoso na passagem do homem pré-histórico até nossos dias. As vantagens desse oráculo são evidentes, pois nada do que é simulado no mundo dos sonhos acarreta risco real para o sonhador.

Segundo essa teoria, nossos antepassados produziram em sonhos, protegidos pelo manto do sono, as ideias mais criativas e transformadoras de nossa espécie. Com o tempo desenvolveram complexos rituais para acessar o conhecimento oculto nas brumas oníricas. Em pouco tempo já não ousavam fazer qualquer coisa sem tal aconselhamento, dependendo dele para planejar as caçadas, determinar as colheitas, iniciar guerras e escolher as datas dos casamentos e demais eventos de importância social.

Quanto sorririam Freud e Jung se tivessem vivido para conhecer essas ideias? Que expressão de assombro veríamos nas faces de um sacerdote assírio ou xamã siberiano se pudessem observar, com seus próprios olhos, um sonho revelado não por uma pitonisa, mas por ressonância magnética funcional? Seus olhos certamente brilhariam e então talvez suas pálpebras se fechassem para sonhar um sonho louco...

II • *A ciência*

Avalanche de jovens cientistas

QUANDO CRIANÇAS SE INTERESSAM POR CIÊNCIA, ESTÃO AINDA A VÁRIOS ANOS DE gerar novos fatos. É a curiosidade por acontecimentos corriqueiros que atiça a vocação para a pesquisa. O voo dos insetos, as bolhas de sabão e os humores da maré são convites mágicos para observar e testar — e o que é teoria senão experimentação da mente? Depois o atrativo estético das asas iridescentes e dos planetas em órbita passa ao domínio técnico da quantificação do real. Aprende-se a documentar sistematicamente e analisar matematicamente cada aspecto da natureza. O jovem pesquisador passa a dispor das ferramentas poderosas da ciência para chegar aonde ninguém chegou. Em deferência ao devir, os macacos velhos abrem seus laboratórios para os novatos sem juízo preconcebido. Incontáveis vezes perguntarão aos velhos onde, quando, como e por quê. A partir de certo ponto, ninguém tem a resposta que buscam. Da ignorância dos jovens nascem as perguntas. Da sua insistência brota a novidade.

Tive o prazer de participar da estreia de dois talentosos neurocientistas brasileiros. No final de 2006, um rapaz formado em comunicação me perguntou se poderia orientá-lo no mestrado. Imaginei um jornalista avesso a bichos e declinei... mas Cristiano Simões insistiu. Pensando ser um interesse efêmero, sugeri que fizesse as provas de seleção na Universidade Federal do Rio Grande do Norte (UFRN). Passou em primeiro lugar. Foram vários anos de trabalho árduo, coorientado por John Araújo. Em 2010, publicamos na revista *Frontiers in Integrative Neuroscience* o primeiro estudo sobre circuitos corticais ativados por vocalizações espontâneas em saguis. O trabalho demonstrou que primatas do Novo Mundo, evolutivamente muito distantes de nós, compartilham conosco regiões corticais especificamente ativadas durante a vocalização, como a área de Broca. O achado posiciona a origem dos circuitos corticais vocais há 35 milhões de anos, bem antes do que se pensava.

No início de 2008, comecei a coorientar outro irrequieto mestrando, Tiago Ribeiro, então aluno de meu amigo Mauro Copelli, físico da Universidade Federal de Pernambuco (UFPE). Investigamos avalanches neuronais caracterizadas pela ativação síncrona ou sequencial de múltiplos neurônios. Pesquisando longos registros neuronais e descontando o efeito das variações nas taxas de ativação, Tiago descobriu que as distribuições de avalanches neuronais são idênticas em diferentes estados de vigília e sono. O mais interessante é que essas distribuições abrigam a maior variedade possível de avalanches, sugerindo que o cérebro opera sempre de forma a maximizar seu repertório de padrões. A descoberta de um regime universal de funcionamento neuronal em todos os principais estados comportamentais foi publicada pela revista *PLoS One,* em 2010. Em ambos os casos, pós-graduandos iniciantes em neurociência foram capazes de dar contribuições concretas ao conhecimento humano. Bem-aventurados os jovens cientistas, pois a eles pertence o reino do desconhecido!

A guerra dos genes

CORRIA O REMOTO ANO 2000 E VIVÍAMOS UMA ACELERAÇÃO TECNOLÓGICA INÉDITA capitaneada pelos Estados Unidos. O cenário futurista do desenho animado *Jetsons*, gravado no imaginário de toda uma geração como exemplo das novidades que o novo milênio traria, de repente parecia pouco diante da nova era. Em breve tudo seria automático, miniaturizado e com design inteligente. A rede mundial de computadores dava novo sentido ao termo "aldeia global". Abria-se a perspectiva do uso de células-tronco para reparar órgãos. O homem do novo milênio seria longevo e imbuído de toda a caridade que a prosperidade permite. A *Pax Americana* garantia pujança sem precedentes no círculo virtuoso do lucro, capaz de erradicar os males do mundo com a mão pesada e macia do Tio Sam.

Inútil resistir à nova ordem. Afinal, os Estados Unidos tinham o que mais importa na economia do amanhã: a cultura da inovação que alimenta continuamente o mercado com novos produtos, gerando ganhos de produtividade sem fim. Tornou-se comum que cientistas criassem empresas, a exemplo de Craig Venter e sua ousada iniciativa de sequenciar o genoma humano privadamente, fundando o *The Institute for Genomic Research*. Pessoas que nunca tinham pensado em investir na bolsa começaram a fazê-lo sem intermediários, através de seus computadores. Doutorandos das melhores universidades multiplicavam sua renda nas horas vagas cada vez mais longas, iniciando uma febre de dinheiro fácil sem precedentes no ambiente acadêmico. Lendo as novas edições das revistas científicas ainda na madrugada, era possível comprar ações bem no início do pregão, faturando à medida que o mercado absorvia as implicações financeiras das recentes descobertas.

A estrela desse tecnocapitalismo foi o sequenciamento de genes. Todos queriam um pedacinho do genoma para si. Lembro distintamente da imensa expectativa antes do anúncio do genoma da drosófila, aperitivo para o prato principal a ser servido ainda no ano 2000: o genoma humano. No dia em que anunciaram a publicação dos genes da drosófila, todos investiram pesado na empresa de Craig Venter... mas a bolha estourou algumas horas depois, quando Bill Clinton e Tony Blair anunciaram a disposição de não permitir o patenteamento de genes. As ações das empresas biotecnológicas desabaram e começou um furioso litígio jurídico. O mercado brandia a tese de que sem o incentivo do lucro, o progresso cessaria. Se não fosse permitido patentear genes, ninguém gastaria fortunas incalculáveis para sequenciar mais nada.

Mas isso foi há muito, muito tempo... Em 2015, um único pós-graduando bem equipado pode sequenciar em uma semana o que em 2000 demandava um ano de trabalho de um laboratório inteiro. Milhares de organismos diferentes já tiveram seu genoma desvendado. O primeiro genoma de pássaro canoro, por exemplo, foi publicado em 2010, na revista *Nature,* por uma equipe de 82 pesquisadores que incluiu os brasileiros Claudio Mello e Tarciso Velho. Ao mesmo tempo, exatos dez anos depois do banho de água fria de Clinton e Blair, um juiz dos Estados Unidos cancelou as patentes de genes ligados aos cânceres de mama e ovário. Começa a ficar claro que ninguém pode patentear aquilo que a natureza criou. O lucro não é o único motor do progresso. Mais poderosa que a ganância é a curiosidade humana.

Caçadores de ondas

EM 1924, O PRIMEIRO REGISTRO DE ELETROENCEFALOGRAMA (EEG) HUMANO EVIdenciou a existência de ondas de voltagem cerebrais. O estudo dessas ondas vem demonstrando que neurônios atuam coletivamente, sincronizando seus impulsos elétricos a ponto de gerar ondas detectáveis mesmo fora do crânio. Foi somente nos últimos anos, no entanto, que os neurocientistas começaram a descobrir que as ondas cerebrais escondem um código secreto. Se os rádios transmitem informação modulando a amplitude (AM) ou a frequência (FM) de oscilações eletromagnéticas, o cérebro dá indícios de utilizar estratégias similares.

Um dos grandes focos emissores de ondas cerebrais está situado no hipocampo, uma espécie de sistema interno de posicionamento global (GPS, na sigla em inglês). Por causa dele, somos capazes de aprender novas memórias espaciais, o mesmo tipo de recordação utilizada para se orientar em uma cidade desconhecida, por exemplo, associando pontos de referência a localizações específicas, o que nos permite percorrer um trajeto. Em 2012, dois cientistas gaúchos radicados em Natal descobriram um novo padrão de onda elétrica gerada pelo hipocampo, que pode estar intimamente relacionado com a formação de memórias.

O tamanho da façanha pode ser melhor estimado se considerarmos que o hipocampo é uma das regiões mais estudadas de todo o cérebro. Recorrendo a uma metáfora zoológica, descobrir uma nova onda hipocampal em pleno século 21 é como descobrir uma nova espécie de primata no parque do Ibirapuera. Como é que ninguém viu isso antes?

A descoberta só foi possível graças a uma nova ferramenta matemática capaz de detectar padrões de interferência entre ondas cerebrais, desenvolvida pelo neurocientista Adriano Tort, coordenador do estudo no Instituto do Cérebro da UFRN. Em suas próprias palavras: "Estudando como as ondas cerebrais conversam entre si, fomos capazes de identificar um novo padrão de comunicação, uma nova banda de frequências rápidas cuja amplitude é modulada por padrões mais lentos, que podem constituir um canal de transmissão importante utilizado pelo hipocampo para realizar suas funções".

Os resultados da pesquisa foram publicados na prestigiosa revista *Cerebral Cortex* e embasaram a primeira dissertação de mestrado concluída no Programa de Pós-Graduação em Neurociências da UFRN, defendida pelo aluno Robson Teixeira. Este ainda se espanta com o sucesso da caçada: "Cientistas do mundo inteiro rotineiramente realizam pesquisas visando entender como o hipocampo forma novas memórias, e por isso ficamos surpresos ao encontrar um tipo inédito de onda cerebral nessa estrutura."

Novos experimentos deverão dizer se a interferência entre as ondas hipocampais pode ajudar a tecer novas memórias e transmiti-las a outros pontos do cérebro, da mesma forma que emissoras de rádio transmitem música. Munidos das poderosas armas da matemática computacional, Tort e Teixeira estão preparados para o inesperado. Música para os ouvidos da neurofisiologia, ao sul e ao norte do Rio Grande!

Lei geral do coração[*]

UM DOS MAIORES PROBLEMAS DA NEUROCIÊNCIA É DESCOBRIR OS CÓDIGOS UTILIZADOS pelo sistema nervoso para converter estímulos do ambiente em percepções, bem como para transformar motivações internas em ações. Mas como esses códigos são escritos? Se os

---

[*] Artigo baseado no texto publicado originalmente na revista *Mente & Cérebro*, com o título "À procura da batida perfeita". Gentilmente cedido pela editora Segmento para esta edição.

circuitos anatômicos podem ser considerados o *hardware* cerebral, isto é, a estrutura física, é possível ter acesso ao seu *software*, à programação em si?

Por muitas décadas, neurocientistas de vários países dedicaram-se a experimentos para tentar responder a essas questões. Partiram da premissa de que deveriam usar estímulos artificiais muito simples para investigar o cérebro, pois esses estímulos representariam os elementos fundamentais, subjacentes aos mais complexos.

Abordagens mais recentes do problema dos códigos neurais consideram que a adaptação ocorre diante de estímulos ecologicamente relevantes, ou seja, agentes externos naturais que teriam motivado a evolução dos organismos e, portanto, seriam o objetivo do processo adaptativo. Uma das estratégias mais utilizadas para estudar o cérebro atualmente supõe que ele processe a informação captada pelos órgãos sensoriais por meio do princípio da codificação eficiente, conceito proposto pelo britânico Horace Barlow, em 1961, como um modelo geral para a codificação das informações sensoriais pelo sistema neural.

Para Barlow, o modelo eficiente seria o que minimizasse a quantidade de impulsos neurais utilizados para transmitir a informação desejada. O neurocientista inspirou-se na teoria da informação, de Claude Shannon (1916-2001), segundo a qual toda transmissão de mensagens está sujeita a interrupções e a ruídos ao longo do percurso entre fonte e receptor. Segundo ele, os caminhos neurais percorridos por informações sensoriais são similares a canais de telecomunicação. Assim, a codificação neural seria realizada de modo a maximizar a capacidade do canal e assim reduzir a redundância da comunicação, aproximando-se dos limites teóricos para transmissão de informação.

Uma forma de diminuir a redundância em um conjunto de neurônios é supor que determinada célula neural responde apenas ocasionalmente, ou seja, de forma esparsa. De fato, foi demonstrado que células do córtex visual de primatas respondem dessa maneira quando estimuladas com sequências de imagens naturais. Esse comportamento é observado também no córtex auditivo. No caso da visão, a informação percorre um caminho que se inicia na retina e chega até o córtex visual primário, uma área posterior do cérebro. Nesse local, os neurônios mostram-se seletivamente responsivos à estimulação de regiões restritas do campo visual, com áreas bem demarcadas de inibição e excitação: os campos receptivos. É possível fazer uma aproximação matemática da disposição espacial das regiões inibitórias e excitatórias de um campo receptivo com *wavelets* de Gabor — estruturas geométricas oscilatórias, com ondulações nas abas, que costumam ser comparadas com sombreiros mexicanos.

Diversos estudos aplicaram o conceito de redução de redundância a respostas neuronais no córtex visual primário. O resultado foi surpreendente: tomando-se como estímulo amostras aleatórias de partes de imagens naturais, diversos grupos de pesquisadores encontraram um código composto de funções de Gabor. Dados similares foram encontrados nas respostas do córtex auditivo de gatos quando estimulados acusticamente. Os resultados sugerem que a codificação neuronal nos córtices visual e auditivo ocorre por redução de redundância. Como tais regiões são relativamente recentes em termos evolutivos, cabe indagar se a redução de redundância pode ser observada também em partes mais antigas do sistema neural.

Para responder a essa pergunta, um grupo internacional de pesquisa integrado por pesquisadores do Japão, do Brasil e dos Estados Unidos foi articulado pelo pesquisador Allan Kardec Barros, professor da Universidade Federal do Maranhão. Os pesquisadores se dedicaram especificamente a investigar o sistema nervoso autônomo por meio da análise do batimento cardíaco. Para compreender os resultados, publicados na revista *PLoS One* em 2011, é preciso ter em mente de que forma o coração responde a estímulos externos.

O batimento cardíaco se acelera quando nos assustamos. Para diminuirmos essa aceleração, utilizamos uma estratégia simples: respirar profunda e lentamente. A regulação da aceleração e desaceleração do batimento cardíaco é feita pelo sistema nervoso autônomo. Os autores aplicaram os algoritmos de codificação por redução de redundância a sequências de batimentos cardíacos, cujas leis internas exigem um sistema formado por filtros. Estes funcionam como um circuito ressonante de comunicação, ou seja, cada um deles responde só a uma determinada frequência – como se o coração fosse uma estação receptora com várias antenas, controlada pelo sistema nervoso autônomo, que manipularia a resolução temporal e espectral para tornar as respostas cardíacas mais rápidas ou lentas.

O ritmo cardíaco é regulado por dois sistemas principais: o simpático, que desencadeia respostas rápidas, e o parassimpático, associado a respostas lentas. Há uma notável semelhança entre as respostas relacionadas a esses dois sistemas e o conjunto de filtros ativados pela codificação por redução de redundância.

Mas como verificar se os filtros de codificação obtidos são biologicamente plausíveis? A tarefa de mapear o comportamento de resposta no coração diante de um estímulo qualquer requer um grande esforço, em especial por causa da complexidade dos sistemas cardiovascular e neural. Esse processo pressupõe o conhecimento de mecanismos que variam nas escalas de segundos a minutos, o que envolve vários sensores biológicos cujas respostas e interações não são facilmente compreensíveis.

Para resolver esse problema, os autores propuseram um modelo simples no qual as respostas dos filtros derivados teoricamente são combinadas para produzir uma resposta única. Usando um conjunto de sinais fisiológicos compostos de estímulos e respostas provenientes de registros em coelhos, eles mostraram que a resposta conjunta dos filtros é capaz de predizer a resposta cardíaca com precisão surpreendente.

O estudo abre novas perspectivas, como a utilização de modelos avançados para simular outros aspectos da regulação fisiológica, como o controle do ganho cardíaco, da regulação glandular, da musculatura lisa e da respiração. Em conjunto, os resultados sugerem que a teoria de codificação eficiente representa um princípio geral de processamento de informações em sistemas biológicos, com aplicações que vão muito além da original, referente aos sistemas sensoriais. À procura da batida perfeita, a possibilidade do vislumbre de uma lei geral da natureza.

Agulhas e tatuagens

A INSERÇÃO DE AGULHAS EM PONTOS ESPECÍFICOS DO CORPO É PRATICADA HÁ milênios com fins terapêuticos. Sua origem parece ser a China, mas tatuagens em corpos mumificados encontrados na América do Sul, Sibéria e Europa Central sugerem o uso da acupuntura por culturas pré-históricas não-chinesas. O exemplo mais famoso é Ötzi, homem preservado pelo gelo alpino por 5.200 anos, surpreendentemente marcado por tatuagens que parecem indicar, com precisão milimétrica, alguns pontos da acupuntura chinesa. Entusiastas veem nesses achados uma confirmação de que os pontos da acupuntura, distribuídos ao longo de um complexo mapa de meridianos, refletem um conhecimento ancestral objetivo sobre onde atuar no corpo para atenuar a dor. Em 1965, os canadenses Ronald Melzack e e Patrick Wall propuseram que a acupuntura aniquila a dor pela interferência dos estímulos dolorosos leves com a dor patológica, através de "portais" neurais especializados.

No entanto, o uso da acupuntura na prática médica ocidental enfrenta fortes resistências desde os tempos de Marco Polo. Embora não se duvide mais da eficácia das agulhas para induzir sedação, muitos cientistas sustentam que os efeitos da acupuntura decorrem apenas da crença do paciente no potencial terapêutico do tratamento. Para os céticos, a única utilidade da acupuntura é a indução de um efeito placebo genérico, causado pela liberação de analgésicos endógenos como os opioides. Segundo esta visão, os pontos específicos preconizados pela acupuntura chinesa seriam inúteis como saber médico, não passando de uma velha superstição associada a um bom placebo.

Esta interpretação tem sido questionada por comparações dos efeitos da aplicação de agulhas em pontos e não-pontos de acupuntura. Experimentos em ratos revelaram que a estimulação de pontos tradicionais causa uma maior expressão de genes induzidos por atividade neural em regiões do cérebro associadas a dor e atenção. O imageamento cerebral de humanos por tomografia de emissão de pósitrons (PET) também ajuda a elucidar a questão. Comparando os efeitos da acupuntura com a aplicação de tratamento placebo, pesquisadores italianos observaram que a acupuntura causa uma forte ativação em áreas cerebrais relacionadas à dor, conforme previsto pela "teoria dos portais" dos anos 1960. Outro grupo de pesquisadores na Inglaterra comparou acupuntura e placebo com o toque não perfurante de agulhas de madeira. O toque cutâneo causou ativação apenas das áreas cerebrais relacionadas ao tato, enquanto o tratamento placebo ativou também as áreas cerebrais relacionadas à recompensa e liberação de opioides. A acupuntura, além de todas estas áreas, ativou ainda o córtex insular, implicado na modulação da dor.

Em conjunto, estes resultados sugerem a existência de um efeito específico dos pontos da acupuntura, para além da fé na eficácia das agulhas. Quando praticada em seus pontos tradicionais, a acupuntura parece ser capaz de perturbar o circuito neural responsável pela percepção consciente da dor, de forma a diminuir sua intensidade. Mas de que modo os rudes antepassados de Ötzi aprenderam a realizar esta sofisticada reprogramação neural? Provavelmente a terapia envolvia inicialmente apenas o efeito placebo, evoluindo depois, por tentativa e erro, para a aplicação nos pontos que melhor atenuam a dor. Grandes sábios tatuados do passado!

Concurso de inteligência

MAS, AFINAL, O QUE É A INTELIGÊNCIA? MUITA GENTE PENSA QUE É AQUILO QUE SE mede num teste de quociente de inteligência (QI). A capacidade de encaixar blocos de madeira ou realizar operações lógicas indica adaptabilidade a problemas desse tipo. Muitos outros tipos de inteligência existem, e para eles o teste de QI não serve. Ser inteligente é encaixar bem na realidade, dissipando pouca energia e promovendo acomodações quando necessário. Comportamentos essenciais são inatos e estão presentes em todos os animais, como a alimentação, a fuga de predadores e a procriação. Outros comportamentos são aprendidos ao longo da vida, configurando ajustes ao ambiente. No caso do ser humano, a inteligência se baseia num vasto repertório de comportamentos adquiridos, o que nos dá grande flexibilidade de interação com o mundo. Embora tenhamos robustos aparatos neurais para percepção e ação, grande parte de nosso enorme cérebro é dedicada à estocagem de memórias, tanto de perceptos quanto de atos motores. O arranjo cerebral particular que permite a façanha da civilização humana parece ter evoluído nos últimos 2 milhões de anos, mas data de apenas 10 mil anos a explosão cultural que nos permitiu tomar o planeta de assalto.

Muito antes do advento de nossos ancestrais hominídeos, animais bem diferentes eram os mais inteligentes da praça. Antes mesmo da supremacia dos dinossauros, iniciou-se a duradoura linhagem dos elasmobrânquios, peixes cartilaginosos como os tubarões e as arraias. As evidências fósseis indicam que mudaram muito pouco nos últimos 30 milhões de anos. Singrando o oceano no topo da cadeia alimentar, os tubarões realizam com maestria, desde tempos imemoriais, os três comportamentos inatos essenciais: comer, fugir e procriar.

Antropomorfizado por Hollywood, o formidável tubarão-branco (*Carcharodon carcharias*) se transformou num ardiloso vilão. Exageros à parte, muitos tubarões têm cérebro proporcionalmente grande para seu peso corporal, superando algumas aves e mamíferos. É um aparato neural de grande sofisticação, em boa parte dedicado às percepções química e elétrica dos arredores. Há também a robusta circuitaria motora, capaz de comandar corpanzis de até 12 metros com a agilidade de torpedos teleguiados. Cérebros que não guardam muitas memórias, mas interagem com o ambiente há 400 milhões de anos com prodigiosa eficiência. Em time que está ganhando a evolução não mexe.

E, no entanto, muitas espécies de águas rasas estão desaparecendo, pois não há leis internacionais que impeçam a pesca em grande escala dos elasmobrânquios. Especialistas da União Internacional para Conservação da Natureza reportaram, em 2008, que 11 de 21 espécies estudadas estão vulneráveis à extinção. O recém-chegado primata bípede, com polegar opositor e cérebro descomunal, aprecia cação frito, moqueca de arraia e sopa de barbatana de tubarão. A inteligência do bicho homem, que devasta o planeta em malefício próprio, dificilmente durará milhões de anos.

Sobre golfinhos e asnos

MUITAS VEZES A TEORIA ELABORADA PARA EXPLICAR OS FATOS NÃO FAZ SENTIDO. Em outras, são os próprios fatos que deixam de ser corretamente observados, o que resulta em asneira da grossa. Ainda assim a ciência tolera o dissenso. Seja por opção epistemológica, como preconizou o anarco-filósofo Paul Feyerabend, seja por inevitável proliferação de vozes díspares, pratica-se na ciência uma seleção de teorias que, mesmo ferrenha, raramente elimina por completo os perdedores. Para Feyerabend, a imensidão de nossa ignorância pede que se preservem para a posteridade todas as teorias, pois o erro de hoje pode ser verdade amanhã.

No mundo das ideias ninguém está a salvo de erro. O grande Aristóteles acreditava que a função do cérebro era resfriar o sangue. Um caso mais recente é o argumento de que os cetáceos, por terem em seu enorme cérebro alta proporção de células gliais, teriam baixa capacidade intelectual. Segundo o neuroetólogo sul-africano Paul Manger, o excesso de glia seria uma adaptação termogênica à vida em água fria e redundaria em um aumento cerebral desacoplado da inteligência.

Qualquer pessoa bem informada sabe que os cetáceos são muito inteligentes. Entre suas várias aptidões, a mais sofisticada é o sistema de vocalização que lhes permite nomear cada indivíduo do grupo de forma única. Livres na Natureza, cetáceos se comunicam para realizar uma imensa gama de interações sociais, inclusive trabalho coletivo de pesca de cardumes. Mesmo assim a ciência publica e discute seriamente a teoria dos golfinhos burros, um curioso retorno, com sinal invertido, à teoria aristotélica do cérebro.

A miopia factual de Manger se apoia na teoria tradicional de que as células gliais, por não transmitirem impulsos elétricos, são irrelevantes para o comportamento do organismo. No entanto, vem se fortalecendo a noção de que essas células fazem mais do que apenas servir de andaime físico e nutricional para a rede neuronal. Secreção de neuromoduladores, neurogênese e controle da forma sináptica são funções parcialmente gliais. Logo, a cognição também é.

Examinados por uma visão moderna da glia, os fatos neuroanatômicos elencados por Manger sugerem que a notória inteligência dos cetáceos na verdade reflete a elevada proporção glial do cérebro deles, que teria coevoluído com propriedades termogenéticas de antepassados comuns da infraordem *Cetacea*.

O episódio ilustra com nitidez uma proposição do filósofo Karl Popper, mestre e rival de Feyerabend: não existem fatos observáveis sem uma teoria *a priori* que permita apreendê-los. Armado de uma teoria ultrapassada sobre a glia, Manger zurrou que os golfinhos são burros. Se falassem a língua dos homens, eles certamente discordariam... – com todo o respeito que esses equinos merecem.

Ioga para a vida

DE TODAS AS CARTOGRAFIAS DA MENTE DESENVOLVIDAS PELA ESPÉCIE HUMANA, o ioga é uma das mais sagradas, antigas e complexas. Por meio de exercícios de respiração, postura, vocalização, meditação e outros mistérios, o ioga construiu uma reputação milenar como prática saudável. Segundo os upanixades, escrituras hindus cujas origens datam dos tempos do Buda (cerca de 450 a.C.), "não conhece doença, velhice nem sofrimento aquele que forja seu corpo no fogo do ioga. Atividade, saúde, libertação dos condicionamentos, circunspecção, eloquência, cheiro agradável e pouca secreção são os sinais pelos quais o ioga manifesta seu poder".

Entre os adeptos, acredita-se que a atividade proporciona melhoria da memória e redução da tensão emocional. Os efeitos benéficos sobre a cognição podem derivar dos exercícios de atenção ativa sobre a respiração e os músculos. Por outro lado, o favorecimento do intelecto talvez seja indiretamente obtido pela atenuação de condições psicologicamente debilitantes, como a depressão. Estudos científicos apoiam a ideia de que os benefícios do ioga decorrem da regulação do eixo hipotálamo-pituitária-adrenal e do sistema nervoso autônomo. Entretanto, diversos fatores prejudicam a interpretação dos resultados. Em primeiro lugar, os estudos não controlaram os efeitos intrínsecos ao exercício físico, utilizando como grupo controle pessoas que não fazem atividade física regularmente. Além disso, a maioria dos estudos investigou os efeitos do ioga associados com medicação, dietas e outras terapias. Finalmente, a maioria dessas pesquisas foi realizada em populações orientais culturalmente predispostas a essa prática.

Buscando a resolução dessas dúvidas, a neurocientista Regina Silva do Programa de Pós-Graduação em Psicobiologia da UFRN, hoje na Universidade Federal de São Paulo (Unifesp), liderou uma equipe de investigação sobre os efeitos do ioga na memória, medidas psicológicas e níveis de cortisol em brasileiros adultos. Trinta e seis homens sem conhecimento prévio do ioga, integrantes do exército brasileiro, foram submetidos ao experimento por um período de seis meses. Um grupo participou de duas aulas de ioga por semana, mais duas aulas de exercícios físicos convencionais. Outro grupo (controle) participou apenas de exercícios físicos (quatro aulas por semana). Regina e o doutorando Kliger Rocha verificaram ao final do experimento que o ioga promoveu uma diminuição dos parâmetros psicológicos relacionados à depressão, estresse e ansiedade, bem como uma melhoria do desempenho mnemônico em uma tarefa de reconhecimento de palavras, tanto no curto quanto no longo prazo.

Houve também uma significativa redução dos níveis de cortisol, hormônio diretamente envolvido na resposta ao estresse. Os efeitos nessa população ocidental não exposta a outras terapias adjuvantes superaram os efeitos simplesmente relacionados à prática física convencional.

Os resultados publicados em 2012 no periódico científico *Consciousness and Cognition*, evidenciaram benefícios específicos da prática. Com certeza, há muitas outras fronteiras científicas a explorar nos arcanos segredos do ioga, herança poderosa a iluminar a autodescoberta humana. Mapa da mina da vida, o ioga pede passagem.

Um século depois, a vez do Neurofreud

SIGMUND FREUD PRODUZIU UMA TEORIA ABRANGENTE SOBRE A ESTRUTURA E FUNcionamento da mente, inicialmente com grandes repercussões na biologia e na medicina. Fez várias descobertas importantes sobre a psiquê humana, criou um método terapêutico revolucionário, agregou um círculo possante de colaboradores, multiplicou seguidores e delimitou um campo de pesquisa inteiramente novo, com método e terminologia próprios, a psicanálise. Sua teoria extravasou os limites originais, contagiando as ciências humanas e as artes em geral. Mas, se Freud influenciou toda a cultura humanística, não encontrou abrigo dentro da própria ciência. Ganhou, mas não levou. Veementemente rejeitado pela psiquiatria de seu tempo, foi levado ao ostracismo pelas gerações seguintes de neurocientistas, até tornar-se alvo de desprezo *a priori*. A ojeriza a Freud remonta a sua postulação do fenômeno onírico como chave essencial para compreender a mente humana, por meio da relação com os pensamentos inconscientes, os delírios e a transformação simbólica das memórias indesejadas.

No início dos anos 1950, descobriu-se que os sonhos coincidem quase sempre com uma fase específica do sono, marcada por movimentos rápidos dos olhos (daí o nome sono REM, acrônimo de *rapid-eye-movement*). A existência desse estado cerebral foi interpretada como um duro golpe na teoria freudiana, reduzindo o sonho a um mero estado fisiológico de precisa definição, mas limitada transcendência. Na mesma época aconteceu um segundo golpe, com a descoberta e rápida disseminação terapêutica da clorpromazina, primeira droga capaz de debelar surtos psicóticos sem nenhuma necessidade de escutar o paciente falar sobre suas vivências. A clorpromazina atua como antagonista do neurotransmissor dopamina, e seu advento pareceu retirar a psicose da nebulosa esfera do sonho para remetê-la ao mundo concreto da farmacologia. O golpe de misericórdia em Freud foi a série de tentativas fracassadas de corroborar sua teoria das neuroses, segundo a qual traumas psicológicos se expressam como sintomas físicos aparentemente não relacionados com suas causas, mas curáveis pela tomada de consciência do trauma gerador. Até mesmo por sua natureza idiossincrática, a cura pela palavra permanece controvertida até hoje.

O descrédito científico da psicanálise teve graves consequências. A despeito da origem acadêmica de Freud, os círculos psicanalíticos se voltaram progressivamente para a cultura, afastando-se cada vez mais do empirismo quantitativo da biologia, química e física. Algumas vertentes se entregaram ao sectarismo reativo e ao culto à personalidade, gerando um triunfalismo anticientífico que abdicou integralmente da pesquisa neural e teve resultados desastrosos para a inserção biomédica de Freud a partir dos anos 1960. O divórcio foi expresso de forma cabal pelo filósofo Karl Popper, quando afirmou que a psicanálise é intrinsecamente incapaz de produzir hipóteses testáveis. Desde então, vulgarizou-se a opinião de que Freud não construiu ciência alguma e sim uma coleção estapafúrdia de metáforas mitológicas, uma teoria não demonstrável por meio de experimentos que não passaria, portanto, de metafísica.

Tratado ao longo do século 20 como profeta, depravado ou charlatão, eis que neste início de milênio o velho Sigmund regressa ao centro da pesquisa neurocientífica, ressurgindo em tantas frentes distintas de investigação que já não se pode ignorá-lo. Por meio de estudos de ressonância magnética funcional, descobriu-se que a supressão de memórias indesejadas, pioneiramente descrita por Freud, não apenas existe objetivamente como requer uma desativação de regiões cerebrais dedicadas às memórias e emoções, por meio da ativação de porções relacionadas à intencionalidade. Experimentos eletrofisiológicos revelaram neurônios capazes de sinalizar recompensa e punição, ecoando as pulsões de vida e morte que Freud postulou como eixo do comportamento humano. O estudo de pacientes com lesões neurais que causam a perda da capacidade de sonhar, mas preservam o sono REM, mostrou que o sonho habita esta fase do sono, mas com ela não se confunde. A descoberta de que essas lesões envolvem circuitos dopaminérgicos que codificam a satisfação e frustração de expectativas deu novo fôlego à tese freudiana de que o desejo é o motor do sonho. Por outro lado, pesquisas em modelos animais de psicose com altos níveis de dopamina revelam notável semelhança entre os padrões de atividade neural da vigília e do sono REM, corroborando de forma surpreendente a ideia de que o delírio psicótico resulta da dificuldade de discernir o sonho da realidade.

Outro tema freudiano resgatado nos últimos anos é a presença de reminiscências da vigília dentro do sonho. Tais "restos diurnos" já foram extensamente observados em humanos e roedores durante ambas as fases principais do sono, tanto em nível molecular quanto eletrofisiológico. Sabemos hoje que a interrupção da interferência sensorial que o sono propicia induz uma reverberação mnemônica que é crucial para a consolidação duradoura do aprendizado. A tradução neurobiológica de conceitos clássicos da psicanálise atualiza a famosa afirmação de Freud de que "o sonho é o caminho real para o inconsciente": enquanto as memórias correspondem aos "conglomerados de formações psíquicas", sua totalidade, o banco completo de memórias adquiridas pelo indivíduo (e todas suas combinações possíveis), constitui o "inconsciente".

Quanto à sexualidade infantil, escandalosa na Viena do século 19, sabemos hoje que se trata de um componente normal do desenvolvimento da criança, tornando-se horrenda apenas quando abusada por adultos. O que nos conduz a uma das partes mais polêmicas da teoria freudiana, justamente a noção de que traumas psicológicos podem ocasionar sintomas corporais graves. Mas talvez até esse aspecto possa ser testado em breve, em face dos avanços tecnológicos que permitem o estudo não invasivo do cérebro. Se vivo estivesse, Freud provavelmente levaria o divã para dentro do *scanner* de ressonância magnética. De todo modo, a rememoração do trauma num contexto de estimulação sensorial amena, típica do *setting* psicanalítico, se assemelha bastante ao que ocorre em outras técnicas psicoterápicas validadas pela medicina para o tratamento do transtorno do estresse pós-traumático, como a estimulação repetitiva, o relaxamento, a habituação ao relato traumático, a reinterpretação cognitiva em contexto não ameaçador e o uso de fármacos capazes de enfraquecer a memória traumática após sua evocação. Para além da questão clínica, é preciso reconhecer que a psicanálise muitas vezes não objetiva a cura, nem termina por si mesma. Uma de suas funções mais importantes é dar sentido ao complexo conjunto de símbolos que cada um carrega em si, servindo não necessariamente para atingir a cura, mas para o autoconhecimento. Se a dor é inerente à condição humana, a psicanálise propõe fazer da própria vida uma obra de arte.

É chegada a hora do reencontro da ciência com Freud, a partir da dissolução dos preconceitos em ambos os lados. Temem os psicanalistas, com certa razão, a invasão ignorante de seus domínios, o chauvinismo reducionista, a tirania da eficácia objetiva, a falta de introspecção arrogante da ciência. Temem também perder a redoma confortável que o isolamento ideológico provê. Falta diálogo aberto no próprio seio da tradição freudiana, cindida em guetos historicamente imiscíveis. O avanço da teoria legada por Freud requer espaço para novas sínteses, com as quais o empirismo biológico tem muito a contribuir.

Por outro lado, é urgente reavaliar a importância da psicanálise para a neurociência. Freud não é mera curiosidade histórica. Ao contrário, legou um extenso programa de investigação pleno de hipóteses testáveis, um verdadeiro projeto para uma psicologia científica. É preciso reler sua obra com os olhos do presente, testando ideias e reformando o edifício herdado. A língua franca dessa releitura é a investigação experimental da relação entre mente e cérebro.

Elogio da loucura

O QUE É O LOUCO? PERGUNTA SIMPLES SEM RESPOSTA EXATA, CADA LOUCO COM sua mania feia, linda ou chata... Como mudaram as coisas! Há milênios o louco era um visionário sagrado inspirado por surtos e ritos, ensurdecido por prenúncios oníricos que calhavam de se confirmar, alguém cujos planos mirabolantes calhavam de acertar, e assim se estabelecia como líder religioso da turba. Em seguida foi o oráculo que auscultava estátuas para ouvir o sopro da divindade já cansada de falar e ninguém escutar. Depois foi andarilho solitário ou integrante dos bandos que percorriam rios em balsas, desapegado do trabalho servil, bicho solto sob o céu de anil. No século 18 foi recolhido a jardins e porões, sobretudo porões, para não incomodar os bem-viventes. Banhos frios e quentes, surras, trabalho, reza, choque, remédio, chão e solidão, tentou-se de tudo para dar ao louco Razão. E finalmente foi retornado à família, de onde veio e nunca devia ter saído, centro criador da inadaptação, cada uma do seu jeito, com seus achaques e trejeitos...

Para isso se inventou o Centro de Atenção Psicossocial (Caps), núcleo para atendimento multidisciplinar em saúde mental, não com o objetivo de internar, mas de acolher. Uma ideia excelente cheia de apaixonados defensores no difícil cotidiano de conviver com o outro. Conversa, remédio, jogo, música, teatro e pesquisa para transformar cada enorme desencaixe em vida que valha a pena ser vivida.

Como tratar aquilo que não se entende? A loucura é produto das interações complexas entre biologia e cultura, não se definindo exclusivamente nem por uma nem por outra. Na falta de entendimento de ambas, não temos ainda consenso nem mesmo sobre quais são as doenças mentais, muito menos sobre suas causas. Cento e tantos anos de psiquiatria produziram atitudes exageradamente certeiras frente a manuais diagnósticos que criam e extinguem doenças a cada dez anos, com base apenas na avaliação subjetiva de sinais e sintomas. O resultado é uma explosão da medicalização psiquiátrica, em fina sintonia com o capitalismo industrial. Nunca fomos tão deprimidos, autistas, hiperativos, ansiosos, maníacos, paranoicos, dementes, esquizofrênicos, *down*...

Vai ser preciso dar um passo para trás se quisermos avançar. Esquecer as teorias e olhar para os sintomas quantitativamente. Traçar os elos entre cada um deles, juntando bioquímica, genética, epigenética, neurofisiologia de sistemas, comportamento animal, psicologia, antropologia, sociologia, matemática e arte num saber articulado sobre a condição humana. Aí será possível enxergar os sinais de desenvolvimento das psicopatologias ainda em seu início. Isso permitirá atuar cedo para diminuir o sofrimento no contato com o mundo, reduzindo o estresse, atenuando traumas e buscando enriquecer as interações possíveis – sem querer desentortar o que não é torto, apenas muito diferente. Com mais tolerância e curiosidade, haverá no futuro espaço social suficiente para cada tipo de mente. Quem não for doido que atire a primeira pedra.

Notícias de Babel

IMAGINE UM CONVESCOTE ANUAL DE 30 MIL SERES CURIOSOS, ANSIOSOS, DIVERTIdos, concentrados, esforçados, maravilhados, confrontados, entediados, frustrados e glorificados. Adicione edifícios incríveis de pontas e frisos dourados, abóbodas e antenas enormes, construídos às margens de um lago varrido por ventos formidáveis.

Imagine passaportes de todas as nacionalidades, caras de todas as cores e um ruído de fundo constante amalgamando vozes, línguas e ideias. Imagine um desejo obsessivo de novidade, um gosto exasperante pelos detalhes, argumentos esgrimidos por décadas e muita necessidade de entender. Imagine a sensação, a iluminação e a confusão: bem vindo ao encontro anual da Sociedade de Neurociências dos Estados Unidos.

De longe, o maior encontro de neurociências do mundo. Durante uma semana inteira, centenas de cursos e seminários de todos os tipos acontecem em paralelo para usufruto dos membros associados. Nos grandes simpósios, às vezes com milhares de pessoas na plateia, falam solenemente as vacas sagradas: pesquisadores de grande renome, líderes de laboratórios famosos, vários candidatos a Nobel e alguns já nobelizados. Em geral são aulas magnas capazes de atrair a atenção geral, permeadas por anedotas de cunho profissional que funcionam como tradição oral entre os cientistas, inspirando e divertindo praticantes de todas as idades. Nos simpósios médios e pequenos falam pesquisadores idem, chefes de grupo com experiência consistente numa linha de pesquisa, gente com uma trajetória definida e no mínimo uma boa história para contar. Nesses casos a especialização e o rigor aumentam, pois é aí que são travados os embates mais competitivos para definir o futuro das diferentes áreas de investigação.

Mas a parte mais interessante são as seções de pôsteres, matutinas e vespertinas, ao longo de todos os dias do encontro. Num gigantesco espaço coberto, são apresentados a cada sessão milhares de paineis coloridos, cada um descrevendo os resultados de um projeto de pesquisa específico. Em frente a cada poster, o primeiro autor de uma lista de nomes de tamanho variável, defendendo por algumas horas o seu peixe. Alguns são avidamente visitados, gerando núcleos de discussão acalorada. Outros são ignorados sem piedade, deixando o isolado apresentador sem saber se é um pioneiro incompreendido ou um cordeiro desgarrado. É ali que os pequenos nascem, os grandes se misturam, os visionários se anunciam e os ousados dão a cara a tapa. Alunos e professores agrupados por assunto e não por hierarquia, cada um com seu sonho na mão, seu pequeno projeto, sua cruz, bandeira e sina, advogando por seu projetinho tal qual um bebê de colo em formato de papel.

No fim de cada dia, a multidão exausta bate em retirada para os hoteis, restaurantes e bares da metrópole. Cada pessoa leva um canudo com um poster dentro. Cada uma imagina levar ali a chave capaz de abrir as portas da compreensão.

E não deixa de ser verdade... Todos juntos, passinho a passinho, na caminhada caótica por dentro do formigueiro gigante, vão levando nas costas a enorme chave do Mistério.

Ciência com H

ATÉ POUCO TEMPO ATRÁS HAVIA APENAS DOIS MODOS DE MEDIR A QUALIDADE DA pesquisa. O melhor deles sempre foi compreender minuciosamente os resultados em questão para depois julgar com profundidade sua importância, em comparação com outros estudos. Por ser subjetivo e especializado, esse método é afetado tanto pela qualidade da pesquisa quanto do leitor. Não se presta ao uso no atacado para mensurar a produção de uma comunidade de cientistas, nem pode ser usado para orientar políticas públicas.

Por essa razão, tornou-se praxe pontuar currículos apenas com base no número de publicações, configurando a infame "numerologia" que ainda domina o sistema de avaliação brasileiro. Esse modo de avaliação incentiva os pesquisadores a publicarem muitos artigos modestos em vez de poucos com maior qualidade e complexidade. O problema fica evidente quando contrastamos o avanço recente na quantidade de artigos brasileiros com a estagnação do impacto internacional dessas publicações. Cada vez mais numerosos, os artigos brasileiros continuam em sua maioria pouco citados, invisíveis internacionalmente.

Isso fica claro quando se calcula o índice H, proposto para estimar o impacto da produção de um cientista com base no número de vezes que seus trabalhos foram citados. O índice H de uma pessoa ou grupo é definido como o número de artigos publicados com citações maiores ou iguais a esse número. Para dar um exemplo publicado com número de citações maior ou igual a esse número, se alguém tem índice H igual a 10, significa que tem dez trabalhos publicados com pelo menos dez citações cada. O índice H traz embutida a avaliação criteriosa não de um único leitor, mas de toda a massa da comunidade de especialistas na área. Quando se calcula o índice H dos cientistas brasileiros, verifica-se que a maioria não chega a 10 mesmo ao final da carreira.

É, portanto, curioso que jovens cientistas brasileiros tenham sido criticados por terem "índice H de adolescente". Por sua própria natureza, o índice H começa em zero e tende a aumentar com o tempo. Isso significa que todos os cientistas que têm H alto passaram em algum momento pelo nível intermediário. Ter "índice H de adolescente" é algo que só acontece a quem conseguiu escapar da produção invisível, inseriu-se internacionalmente e ruma para a maturidade acadêmica.

Um bom exemplo ocorre com Richardson Leão, Katarina Leão e Adriano Tort, docentes do Instituto do Cérebro da UFRN. São neurocientistas com menos de 40 anos que vêm produzindo artigos focados na qualidade e não na quantidade. Têm índice H entre 6 e 23. Em 2012, publicaram na revista *Nature Neuroscience* um importante estudo optogenético sobre o processamento de memórias no hipocampo, em colaboração com cientistas da Universidade de Uppsala, na Suécia. O mesmo artigo poderia ter sido desmembrado em vários pequenos textos, gerando um número maior de publicações à custa da diminuição de seu impacto. Meus colegas optaram por concentrar seus esforços, publicando num único manuscrito várias descobertas, mirando nos critérios de avaliação internacional mais rigorosos. Criticá-los por ainda não terem um maior índice H é esquecer que o futuro pertence aos jovens.

Quem vai salvar quem?

NO VÓRTEX CONTESTATÓRIO QUE LEVANTA PESSOAS EM TODO O PLANETA, EIS QUE chegou ao Brasil, em 2013, a ira santa contra a experimentação animal. Ativistas invadiram laboratórios e retiraram cães, para desespero dos cientistas que pesquisavam remédios oncológicos com esses animais. Confrontaram-se argumentos. Há ética em submeter *beagles* adoráveis à experimentação fria? Por outro lado, será ético criar cães em apartamentos minúsculos, permitindo que desenvolvam problemas renais por baixa frequência de micção e obesidade por falta de exercício? Os ativistas acham que os cientistas são uns animais e vice-versa, como se isso fosse a maior ofensa.

O tema é forte e mobiliza paixões. São inegáveis os avanços para a saúde humana obtidos graças à experimentação animal, tais como vacinas, antibióticos, transplantes e reconstituição de órgãos. Sem a vivissecção, seria hoje impossível seguir avançando nas pesquisas sobre câncer, aids e doenças degenerativas, entre muitas outras. Mas se a pesquisa científica é patrimônio da humanidade, não há quem não se compadeça de um cãozinho melancólico.

O momento é oportuno para questionar injustiças e olhar de frente a questão dos direitos dos animais. Em perspectiva, nosso sucesso como espécie depende há milhares de anos da exploração de outras formas de vida. Nossos ancestrais nômades aprenderam a extrair de outros seres vivos seus alimentos, remédios, vestuário e serviços variados, domesticando espécies e criando novas raças a serviço do bicho homem.

Não é exagero dizer que, sem tal domínio de outros seres, não haveria civilização. Portanto, o uso dos animais pela ciência nos últimos séculos, seja para compreender a biologia ou para resolver problemas práticos das pessoas, se configurou num contexto em que animais são coisas.

O problema é que não são. Animais possuem sistemas nervosos e isso cria um problema moral. Possivelmente todos os animais sentem dor e são capazes de tentar evitar sofrimento. Inúmeras espécies de vertebrados e mesmo invertebrados exibem algum tipo de cuidado parental. A consciência não é um dom exclusivamente humano, mas uma função fisiológica que, apesar de mal compreendida em seus mecanismos, ocorre sob distintas formas em muitas espécies diferentes. Levar em consideração todos esses aspectos é algo recente entre nós, homens e mulheres herdeiros de milênios de escravismo, utilitarismo e mesmo canibalismo.

O passado da humanidade é prenhe de violência e brutalidade, mas também somos capazes de solidariedade e respeito ao próximo.

Por isso é fundamental lembrar que é justamente no âmbito da ciência que mais se avançou para dar aos animais tratamento condizente com sua condição sensorial e afetiva. No Brasil de algumas décadas atrás, não havia normas claras para a pesquisa experimental com modelos animais. Com a promulgação da Lei Arouca (Nº 11.794, de 8 de outubro de 2008), passamos a dispor de uma moderna legislação para regular as Comissões de Ética no Uso de Animais e o Conselho Nacional de Controle de Experimentação Animal. Hoje a pesquisa científica brasileira obedece a padrão internacional que inibe sofrimento desnecessário ou extremo, limita o número de animais utilizados e normatiza a supervisão da pesquisa com animais.

Erra o alvo quem ataca a ciência, pois essa não apenas se preocupa com o bem-estar dos animais como avança no sentido de compreendê-los. Se quisermos realmente encarar o inferno do desrespeito ao outro ser vivo, miremos corajosamente onde isso é mais gritante: os criatórios e abatedouros de gado e aves. Infelizmente ainda é comum que esses animais sejam mantidos em ambientes insalubres e superlotados, submetidos a regimes de estimulação sensorial anormal, alimentação excessiva, manipulação hormonal, mutilação, castração e pânico da morte anunciada.

Tudo isso em uma escala tão colossal que não se dá ao bicho mais do que um número e um carimbo da vigilância sanitária. Se cada pessoa que come carne tivesse plena consciência de tudo isso ao ingerir o alimento, haveria tamanho consumo desse produto? O que podemos fazer para diminuir tanto sofrimento? A carne de laboratório, livre de sistema nervoso, rica cultura de tecidos muscular, conjuntivo e adiposo, já é uma realidade. No futuro próximo, tem grande probabilidade de tornar-se mais barata, saborosa e saudável que a carne do animal de criação. Quem quer picanha de laboratório?

Se decidirmos realmente visitar a estação final de horrores daquilo que pulsa e empatiza, desçamos às prisões, delegacias, masmorras, escravarias e outros centros de desespero de nosso tempo. Ali onde sofre e trucida a fera humana, atrás das grades e dentro do saco plástico universal, quem vai salvar quem? Muitos dirão que esses, os humanos aprisionados e torturados, são bichos culpados que merecem o suplício. E, no entanto, como ensinam o cristianismo, a psicanálise e a neurociência, são sofredores como todos nós, afetados pela genética e pelo ambiente, por vezes levados a loucuras pela necessidade das encruzilhadas. Somos todos de carne e osso e o desafio é conviver em paz. Como na canção de Gil, "não há o que perdoar. Por isso mesmo é que há de haver mais compaixão".

Saber para quê?

VEM DA ANTIGUIDADE A METÁFORA DE QUE O CONHECIMENTO SE ACUMULA COMO o volume de uma esfera em expansão. Por meio da observação e da experimentação ampliamos nosso saber sobre o universo. A superfície da esfera representa os pontos de contato com o desconhecido. À medida que ela se expande, surgem as novas perguntas que vamos formulando. Por essa razão, o incógnito — aquilo que sabemos que ignoramos — cresce junto com o conhecimento. Lá fora, além da superfície da esfera, jaz o insabido verdadeiro: todas as coisas que nem sabemos que não sabemos. Mas saber para quê?

Parafraseando o dito popular, pouca ciência com sabedoria é muito, muita ciência sem sabedoria é nada. Com a aceleração da atividade de pesquisa nas últimas décadas, nos acostumamos às novidades trazidas com frenesi pela mídia. Progredimos em um dia o que na Idade Média não se avançava em um século. Muitas vezes são descobertas que vêm resolver problemas. Surge uma gripe nova? Vacina nela. Terremotos derrubam prédios? Paredes inteligentes dançam sem rachar. Órgãos vitais entram em falência com a idade? Células pluripotentes reprogramadas prometem o reparo e a reposição para breve. Diga-se a propósito que o Brasil finalmente caminha a passos largos para se tornar um produtor de conhecimento internacionalmente reconhecido. Foi entusiasmante, por exemplo, testemunhar, em 2009, a criação do Laboratório Nacional de Células-Tronco Embrionárias (LaNCE), coordenado pelo professor Stevens Rehen do Instituto de Ciências Biomédicas da Universidade Federal do Rio de Janeiro (UFRJ) e do Instituto D'Or.

Mas as notícias nem sempre são alvissareiras. De tempos em tempos um astrônomo perscrutador nos avisa de um meteoroide em rota de colisão com a Terra. Infectologistas preveem pragas letais. Ambientalistas anunciam cataclismos variados. Nada disso é novo. Os mitos de criação costumam incluir a catástrofe em seus enredos, de Gilgamesh a Noé, da Bíblia ao Popol Vuh. E foi justamente do mito Maia que saiu o Apocalipse da moda, profecia de fim dos tempos agendado para 2012, uma fantasia que rendeu até enredo de filme de Hollywood com derrubada retumbante do nosso Cristo Redentor.

Muita calma nessa hora. É preciso separar o joio do trigo. Insidioso, o grande perigo parece ser mesmo o clima. A mistificação da era Bush acabou, mas a hesitação dos líderes mundiais não. Via de regra, nenhum dos grandes países poluidores aceita se comprometer com metas de redução de emissão de carbono. Não podemos perder a oportunidade histórica de interromper a destruição planetária. Não é preciso séries temporais perfeitas mostrando aquecimento global para entender que nosso modelo de ocupação do planeta caminha para a superpopulação e o esgotamento de recursos. Temos a promessa do paraíso no uso sensato da ciência. Entretanto, sem uma administração competente, o purgatório da vida natural despenca célere para o inferno. Torço para que o início do século 21 seja conhecido no futuro como um momento de extrema lucidez da espécie, marca indelével de nosso amadurecimento como guarda-parques de Gaia.

E se der tudo errado e nossa sabedoria falhar? Qual ciência virá nos socorrer? Leio nos jornais que acharam água na Lua...

III • Passado e futuro

A profecia de São Marx

UM ESPECTRO RONDA O PLANETA – O ESPECTRO DO CAPITALISMO. VINTE ANOS após a queda do Muro de Berlim, o mercado livre bambeou e quase se estatelou por conta própria. O colapso do sistema financeiro internacional – talvez ainda em curso e de final imprevisível – advém da progressiva perda de pudor do lucro. Velhos revolucionários, discípulos de um santo que há muito não faz chover, piscam o olho com escárnio: não avisamos? São os devotos de uma teoria supostamente científica, o materialismo histórico de Karl Marx (1818-1883).

Marx postulou que a trajetória humana não é determinada pelas ideias, mas pelas condições materiais da existência. É necessário trabalhar para viver. O trabalho cria capital na forma de bens, conhecimento e dinheiro, símbolo quase universal que permite trocas. Lucro é a apropriação de capital alheio, que gera desigualdade entre classes sociais. A história seria movida por confrontos cíclicos entre as classes, crises cada vez mais violentas rumo a um mítico processo de redistribuição de capital chamado revolução. Como tantos profetas semitas, Marx vislumbrou um oásis após a travessia do deserto. O futuro inexorável da espécie seria o comunismo, caracterizado pela ausência de lucro e abundância de capital.

A contribuição de Marx teve profundas consequências culturais, mas sua validade científica foi duramente questionada. Constatado o totalitarismo socialista, passou a imperar a denúncia do marxismo como tolice perigosa. Panfletário e tacanho na teoria, autoritário e sectário na prática, o materialismo histórico seria o suprassumo das crenças metafísicas, ideologia arrogante que só floresceria no esquematismo das cartilhas políticas. Alvo de chacota após a queda retumbante da União Soviética, Marx passou a ser descrito como um profeta cego, incapaz de enxergar o vigor do capitalismo. Certo estaria Charles Darwin (1809-1882): a lei natural da sociedade é a sobrevivência do mais forte.

Curiosos caracóis do tempo... Com a proliferação do crédito sem lastro, hipotecas sem pagador e outros fetiches cada vez mais descolados da realidade do trabalho, desmoronou o sistema baseado no símbolo do símbolo do símbolo do dinheiro. Como legado do desastre criado por "gente branca de olhos azuis", o custo ambiental exorbitou e já não há mais de onde extrair lucro. Seja pelo cerco popular ao Banco da Inglaterra, seja pelo sequestro de executivos na França, parece que a pirataria finalmente se engasgou com o osso.

O sistema financeiro vai sendo estatizado, não por força de armas, mas a pedido de banqueiros falidos. Bônus milionários são taxados em 90% nos Estados Unidos. Barack Obama propôs investimentos inéditos em educação, saúde e ciência, certo de que a estratégia mais adaptativa é nutrir um mercado no qual todos ganhem.

Já não é absurdo crer em predições testáveis do materialismo histórico. Marx se concilia com Darwin na medida em que o antigo instinto da avareza, outrora eficaz, afinal se tornou suicida. O lucro nos trouxe até aqui, mas precisamos superá-lo para sobreviver. Não por acaso, Marx encontrou tanta devoção entre cristãos progressistas. Talvez o profeta barbudo tenha de fato descoberto a dinâmica fundamental da história. E talvez estivesse certo ao prescrever que a verdadeira racionalidade é o bem comum.

Yes, we can

OS CÉTICOS AFIRMAM QUE BARACK OBAMA NÃO FOI DIFERENTE DE SEUS PREDE-
cessores. Afinal, o império tem interesses que não se alteram com uma simples troca de líder. Os crimes de Hiroshima e Bagdá têm causas poderosas e consequências duradouras. Se o mundo é dominado pelas mesmas forças desde os Rothschild, a ascensão de Obama indica que este foi eleito para realizar uma mudança consentida.

Obama foi herdeiro de Péricles e Jefferson, mas os superou porque não governou escravos. Observação desnecessária, não fosse a história recente dos Estados Unidos tão pródiga em violência racista. Obama é filho legítimo de Luther King, Malcolm X e Nova Orleans, mas não se iluda com a cor da própria pele. Sobre a raça do cão que levou para a Casa Branca, declarou: "mestiço, como eu". A tirada espirituosa transcende a questão racial nos Estados Unidos, pois a realidade da globalização é a miscigenação. Raças branca e negra não existem do ponto de vista genético, e a eleição de Obama exprimiu essa verdade biológica.

Sem os avanços da ciência, o primeiro presidente mulato dos Estados Unidos não teria sido eleito. Sem química não haveria Obama, pois o maior problema da espécie é o excesso de carbono na atmosfera. Sem economia tampouco, pois a viabilidade eleitoral de Obama se fundou nessa irmã siamesa da ecologia. Um mercado que respeite trabalhadores e o meio ambiente é uma necessidade urgente do futuro. Não é racional oprimir o povo até a fome e a fúria, nem intoxicar a terra, o ar e a água. Não é racional fazer a guerra em detrimento da vida, nem sabotar a pesquisa sobre células-tronco ou o ensino da evolução. Os tempos mudaram. Se o belicoso McCain confessou não usar a internet, sem ela Obama não seria nem candidato.

E, no entanto, a despeito de sua modernidade tecnológica, Obama é impregnado de religião. Se a racionalidade desaconselha a tortura como método para obter informações, é a ética que a condena sem exceções. Em seu pronunciamento de vitória, em 2008, Obama declarou: "Não sou um homem perfeito nem serei um presidente perfeito, mas prometo sempre dizer a verdade a vocês, e ouvir a todos quando houver discórdia." Civilizador na linha direta de Jesus, prometeu fechar Guantánamo. Encarnou o melhor do sonho americano: encontro de culturas e fecundação de ideias, rumo à evolução de comportamentos mais respeitosos entre os seres humanos, e destes com os outros seres e as coisas da natureza.

O mundo ainda espera que tudo isso se cumpra. Os dois mandatos de Obama foram violentamente acossados pelas forças conservadoras. Não por acaso, Obama falhou em inúmeros de seus compromissos. Mesmo assim, avançou em uma agenda que está longe de representar o pior dos Estados Unidos.

O sonho que elegeu Obama seguirá vivo depois que ele deixar o poder. O sucesso deste sonho abrirá caminho para uma nova medicina, alimento e direitos humanos para todos. O fracasso promete o contrário: colapso econômico e ambiental sem precedentes.

Barack foi o portador do axé na encruzilhada que vivemos. Carregou responsabilidades planetárias. Sozinho não conseguiu nada. "Eu, nós", disse Muhammad Ali certa vez. *Yes, we can.*

A re-evolução dos bichos

A BUSCA DA CARACTERÍSTICA CAPAZ DE NOS DISTINGUIR DE OUTROS ANIMAIS É tipicamente humana. Assim como outros bichos, namoramos, procriamos, evitamos predadores e matamos para comer. A novidade dos últimos milhares de anos foi a domesticação de animais e plantas, cujos usos vão muito além da simples fonte de alimento. Utilização implícita no mito da arca de Noé, verdadeiro banco de genes salvo do dilúvio para o bem da humanidade. Mas, quando Moisés desceu da montanha, o mandamento "não matarás" foi aplicado apenas aos membros da própria tribo. Todos os demais seres continuaram a representar mero recurso para exploração.

Há base científica para definir quais animais podem ser usados pelo homem e quais devem ser resguardados? O cérebro do rato pesa dois gramas, o do homem alcança 1,4 kg. No entanto, todas as principais estruturas cerebrais humanas estão presentes no roedor. Por algum tempo acreditou-se que nossa singularidade fosse o dom de adquirir linguagem. Nas últimas décadas, contudo, verificou-se que seres tão distintos quanto canários, morcegos e elefantes apresentam aprendizado da comunicação. Propôs-se então que somos os únicos com habilidade para utilizar símbolos. Entretanto, observações etológicas demonstraram que a simbolização ocorre em populações selvagens de primatas, bem como em aves e mamíferos treinados por seres humanos.

Embora a consciência persista inexplicada, já não é possível sustentar que somos os únicos a possuí-la. Mesmo assim, amamos e matamos a torto e a direito. Ratos usados em larga escala para pesquisas, superlotação de frangos abatidos em série, vacas sagradas na Índia mutiladas em farras "ibéricas".

Nossos melhores amigos não escapam da contradição. Cães servem de almofada para madames em bairros nobres de São Paulo, mas na Coreia simplesmente viram churrasco. Se os gatos foram deuses egípcios, nos morros do Rio de Janeiro viram tamborim. A vida livre não garante melhor sorte. Magníficos leões, elefantes portentosos, colossais baleias e chimpanzés inteligentes são objeto de admiração, mas isso não os protege de serem destroçados por carne, osso ou veneno antimonotonia. Nada que surpreenda, pois assim tratamos nosso semelhante. O cárcere revela o quanto podemos negligenciar o bem-estar alheio. A escravidão e a tortura ainda são comuns em quase todo o planeta. Linchamentos e chacinas acompanham a espécie desde seu início. Que o diga Jesus Cristo.

O hábito de usar e abusar da vida asfixia Gaia, a representação mitológica da Terra. Já não se trata dos direitos de uma ou outra espécie, mas de todas. Somos bilhões a consumir, sem saber de onde vem o produto e para onde vai o lixo. A saída do impasse não está no esquecimento de nosso passado carnívoro. Não há soluções simples. O vegetarianismo radical omite o prejuízo ambiental da monocultura. Somos o problema, mas também a solução. É preciso diminuir nossa população pelo controle da natalidade. É preciso instituir o comércio justo, em que todos os elementos da cadeia de produção sejam tratados adequadamente. É preciso desenvolver a carne de laboratório, saborosa, saudável e não oriunda de um ser vivo com sistema nervoso capaz de sofrer. A libertação de nossa sina assassina não passa pela negação da ciência, mas por sua utilização plena, com sabedoria e amor.

Amsterdã 2020

QUEM VIU, VIU. A MAIS LIVRE CIDADE DO OCIDENTE FOI TAMBÉM O MAIOR PRIMOR de engenharia civil desde os aquedutos de Augusto, o grande imperador romano. Comportas e diques sempre em manutenção ordenada, homens de macacão diuturnamente dedicados ao bem comum, exímios no manejo bem temperado da arte de domar a natureza. Primor de engenharia civil... ou seria náutica?

Quem não viu não verá jamais. A grande cidade livre do poente, obra de arte da engenharia social e do direito universal, terra e mar do lema ancestral: não me atrapalhes que não te atrapalho. A moeda cara e simples, a liberdade séria do bom mercado. Aqui se compra, aqui se paga. Melhor que Roma. A civilização do negócio generalizado, do Estado sem culpa e com multa, dos *coffee shops* e *sex shops*, encruzilhada de sábios e tolos de todas as nações, terra das prostitutas sindicalizadas, das vitrines glamourizadas, dos arquitetos loucos, dos traficantes de tudo, da polícia sempre gentil e coberta de razão. Terra das pontes suspensas, das hastes retráteis, das casas verticais, das roldanas e, sobretudo, dos canais. *Great and positive vibes...*

Quem viu não esquecerá jamais. Que coisa linda aquela urbe vermelha e labiríntica como as camadas de uma cebola psicodélica. Uma joia pós-viking sob o céu azul das primaveras mais floridas, dos verdes parques com enxames de bicicletas, do povo rosado e feliz. Cores e sombras e céu gris. Cidade que fermentou do bom e do melhor: Bosch, Brueghel, Rembrandt, Vermeer, Mondrian, Escher, Marley, Ganesh, Shiva e Buda. Cidade da *dominatrix* sudanesa, massagista tailandesa, dançarina congolesa e escritora javanesa, dos capoeiras abusados e góticos aloprados e *bears* e *punks* e *nerds* e *junkies* e da orelha de Van Gogh e de tudo que é humano.

A internet, a televisão e o rádio avisaram com antecedência da tempestade. Improvável zona de baixíssima pressão no mar do Norte. Por três dias as comportas mantiveram o nível estável, a despeito do empuxo do mar. E então, de repente, a cidade começou a soçobrar. Lenta mas inexoravelmente... A perda de controle do nível da água durou um dia comprido e uma noite triste. Mas eram tantos barcos, barquinhos e botes que ninguém ficou realmente preocupado. Nem mesmo os turistas, pois até para o inimaginável os incríveis holandeses haviam se preparado de forma prática, lógica e pontual. Na hora do pânico não houve pânico. Funcionaram sistemas de circulação de água fresca, alimentos, fármacos, roupas e informações precisas em folhetos trilíngues. O plano foi seguido à risca com a ciência da eficiência. Os cálculos haviam sido feitos há décadas. Havia telhados e barcos para todos.

Mas a primeira tempestade global do terceiro milênio durou sete meses de horror. Ninguém imaginou tão longe, ninguém supôs o impossível. Ao raiar do sol, findas as últimas águas, a Inglaterra dera lugar a um destroçado arquipélago em choque. Sorte dos ingleses. Dos habitantes de Amsterdã e seus gloriosos canais restam apenas nossas sinceras saudades.

Demasiado humano

O TRAÇO MAIS COMOVENTE DO MACACO HUMANO É SUA GRANDEZA. QUANDO ACUmula e compartilha recursos essenciais, demonstra estar à altura de Gaia. Quando se eleva acima das necessidades básicas para perscrutar o infinito, brilha como cidadão do Universo. Em setembro de

2008, Bill Gates e Bono Vox anunciaram 3 bilhões de dólares para erradicar a malária, a Noruega aportou 1 bilhão de dólares para o fundo de conservação da Amazônia, e entrou em funcionamento o LHC, maior e mais potente acelerador de partículas do mundo, construído na fronteira franco-suíça ao custo de 9 bilhões de dólares. Três exemplos poderosos do combate à miséria de corpo e alma. Ponto para a espécie.

O traço mais encorajador do macaco humano é sua tenacidade. Quase três décadas foram necessárias para construir o LHC. Com 27 quilômetros de perímetro, a máquina mais cara e complicada de todos os tempos serve para chocar feixes de prótons com altíssima energia. Não se destina a melhorar a vida de ninguém, mas promete diminuir nossa ignorância sobre a origem e natureza da matéria.

No LHC trabalharam e trabalharão milhares de cientistas de inúmeros países, lado a lado num esforço coletivo sem precedentes. Mas o macaco humano também é especial em sua capacidade de conflitar. Na contramaré do LHC, alguns céticos fizeram cálculos alternativos e concluíram que as colisões de prótons criarão buracos negros capazes de engolir todo o planeta. Chegaram a entrar na justiça contra o funcionamento da máquina do Apocalipse. Já refutado juridicamente, seu temor é recebido com indiferença pela grande maioria dos físicos, para quem tais buracos negros, ainda que surgissem, seriam minúsculos em tamanho e duração.

O traço mais patético do macaco humano é sua arrogância. Acreditar que atos humanos possam subitamente destruir ou salvar o planeta é de uma presunção colossal. Não há de ser a primeira vez que um de nós acredita dominar tanto poder. Assim foi com a bomba atômica, e no topo de um zigurate sumério, sacerdotes loucos de olhar vidrado terão ousado invocar dilúvios.

Por isso mesmo, talvez o traço mais perigoso do humano macaco seja o pendor para o risco. Confiamos demais em nossa sorte. O macaco experimenta, fuça, enfia a mão na cumbuca e quebra para ver o que tem dentro. A bomba atômica não destruiu a atmosfera, mas criou potencial para a morte em larga escala. Se o aquecimento global ainda afeta pouco a vida das pessoas, ursos polares degelados se parecem cada vez mais com pássaros Dodô. A verdade é que tudo poderia acontecer quando os prótons se chocassem no interior do LHC. Até mesmo nada. Com exceção dos especialistas, terráqueos comuns são leigos demais para opinar. As primeiras colisões do LHC foram previstas para o final de setembro de 2009. Rufaram os tambores da descoberta! Ao fundo, o chiado incômodo do fim dos tempos...

A coisa mais reveladora a respeito do macaco humano é o descompasso entre desejo e realização. Somos azarados e capazes das falhas mais bisonhas. Nove dias após começar a funcionar, o LHC sofreu grande vazamento de hélio líquido. Voltou a operar em 2009 e o mundo ainda não se acabou...

O macaco trapalhão insiste e rói as unhas.

Seres universais

APÓS MUITOS ANOS DE AUSÊNCIA, DESDE QUE CONCLUÍ A GRADUAÇÃO, EIS QUE ME coube trabalhar por uma semana na Universidade de Brasília (UnB). Chegava com a névoa luminosa da manhã ao instituto central de ciências, a longa e curva espinha dorsal que permite ao caminhante iniciar na Psicologia um percurso de 800 metros pelo arco do saber, passando sucessivamente pelos departamentos e centros acadêmicos de Biologia, Agronomia, Literatura, Física, Matemática, Antropologia, Sociologia, Filosofia e História. A estrutura convida à universalidade do conhecimento, com magnífica ajuda dos jardins de Burle Marx, que dão ao vão central atmosfera de vereda. O lugar inspira o intercâmbio de informações, a paridade entre desiguais, a coragem apaixonada das ideias. A utopia universitária é a arena pública em que tudo é do interesse de todos, onde o conhecimento é criado, fermentado, partilhado e propagado. É isso que dá à universidade a primazia do embate contra o *status quo*.

Foi assim em 1991, quando um pequeno grupo de estudantes da UnB começou a protestar contra os desmandos do governo. A rebelião acontecia todas as sextas-feiras, dia em que o Presidente da República descia a rampa do Planalto em fanfarra midiática. Houve confrontos com a polícia, os estudantes começaram a pintar a cara num ritual de enfrentamento, e logo o protesto se espalhou por todo o país. Menos de um ano depois, caía o mandatário.

Foi assim em 1968, quando estudantes universitários franceses se juntaram a trabalhadores num protesto político e cultural tão avassalador que quase derrubou o governo do General de Gaulle. O movimento colocou simultaneamente em xeque a sociedade de consumo capitalista, a moral sexual conservadora e o totalitarismo que caracterizava as organizações socialistas.

Foi assim em 2009, quando estudantes da Universidade de Teerã enfrentaram a feroz repressão das milícias religiosas e da polícia iraniana na luta por democracia, liberdade de expressão e direitos das mulheres. Foram esmagados. A repressão durou semanas e deixou muitos mortos e feridos, além de grande quantidade de presos sofrendo abusos e tortura no cárcere.

Espalharam-se pela internet os últimos momentos da universitária Neda Agha-Soltan, assassinada durante uma manifestação pacífica contra a teocracia truculenta. Mas o ânimo libertário dos rebelados não deu mostras de se abater. No dia 17 de julho de 2009, no tradicional sermão de sexta-feira da Universidade de Teerã, o ex-Presidente Ali Rafsanjani posicionou-se contra a coerção governamental. Do lado de fora dois milhões de pessoas acompanharam sua fala histórica por telões, enquanto valentes universitárias desafiavam o regime de rosto aberto.

Talvez demore, mas a universalidade dos direitos humanos, sem distinção de gênero, raça ou classe, afinal triunfará. Até lá, cabe à universidade continuar a ser a fonte mais viva, abundante e generosa de liberdade.

Desarmando o *Kali Yuga*

EM 17 DE SETEMBRO DE 2011, MANIFESTANTES TOMARAM UMA PRAÇA NO DISTRITO financeiro de Nova York. O nome do movimento revelou um objetivo ambicioso: ocupar Wall Street. A confrontação inédita no epicentro do capitalismo especulativo pretendeu impedir que o 1% mais rico continue a pilhar e a oprimir os outros 99%, e a usufruir dos lucros gerados pela devastação da fauna e da flora do planeta. O movimento espalhou-se por mais de 900 cidades em todo o mundo, e os rebeldes afirmaram não ceder até a concretização de suas ideias revolucionárias.

Não será fácil. A população da Terra continua a crescer e poluir tudo que pode, levando à extinção em massa de espécies.

A economia mundial dá sinais de que vai espiralar para baixo, chumbada na fragilidade das operações bancárias com derivativos, no endividamento inviável e no desemprego asfixiante. Qual é a natureza do desastre em curso? Como chegamos a esse ponto? E o mais importante: como podemos evitar a catástrofe final, o Apocalipse, como chamam os semitas, ou o Ragnarok, segundo a mitologia nórdica?

Durante a segunda metade do século 20, o medo supremo era o de estourar uma guerra nuclear catastrófica, que destruiria o mundo rapidamente. Embora esse temor ainda persista, o maior risco que corremos não parece ser o fim abrupto, e sim uma decadência inexorável, menos parecida com o Ragnarok do que com o Kali Yuga, uma grande guerra prevista pelo calendário hindu. Segundo essa tradição, vivemos atualmente o início do último de quatro grandes ciclos históricos, a era da discórdia e do ferro, plena de imoralidade, conspurcação e violência. Nas palavras de Nelson Vaz, um dos criadores da imunologia brasileira e crítico mordaz de nossas macacadas, "o fim do mundo é lento e fedorento".

Sinais desse evento catastrófico estão em toda parte. No oceano Pacífico foi localizado um aglomerado de micropartículas plásticas de área equivalente à dos Estados Unidos, cuja entrada na cadeia alimentar marinha tem consequências imprevisíveis e assustadoras. Enquanto isso, o aquecimento e a desertificação de várias regiões do globo são acompanhados de enchentes torrenciais e invernos cada vez mais rigorosos em outras partes, refletindo um aumento desastroso da variância climática. Pesquisadores do Massachusetts Institute of Technology (MIT) publicaram, em 2011, uma revisão pessimista dos cálculos do Painel do Clima das Nações Unidas sobre a velocidade do degelo do Ártico: é quatro vezes maior do que o esperado.

Todos esses males têm sua origem na permissão e valorização do lucro a todo custo. A despeito da enorme miséria causada pela crise econômica dos últimos anos, o 1% mais rico ainda luta com todas as forças políticas, militares e policiais para preservar o direito à acumulação de capital sem limites. É preciso desarmar essa bomba-relógio. O emocionante movimento Ocupar Wall Street precisa ser o ponto final da ganância cega e biocida. Por isso, como a ativista Naomi Klein discursou numa assembleia geral do movimento, "tratemos este momento lindo como a coisa mais importante do mundo. Porque ele é. De verdade, ele é. Mesmo".

Flores e pedras

CONVIDADO A AVALIAR PROGRAMAS DE NEUROCIÊNCIA EM DIFERENTES CIDADES do Irã, confesso que hesitei. Por que visitar um país tecnologicamente atrasado e com diferenças culturais abissais? Mas acabei aceitando e lá passei 15 dias de muito aprendizado, entre abril e maio de 2015. Foi surpreendente constatar que Teerã é bem mais organizada, arborizada, limpa e iluminada que São Paulo. Conheci pesquisadores de alto nível em biofotônica e neurofisiologia, a despeito das duríssimas sanções internacionais vigentes. Visitei dezenas de laboratórios cheios de cientistas capazes de publicar grande quantidade de artigos em revistas internacionais, com ampla maioria de mulheres.

A propaganda sobre a falta de diversidade dos iranianos é simplesmente enganosa. É como se dissessem que nos Estados Unidos todos são *rednecks* perigosos. Cidades históricas como

Isfahan, Shiraz e Kerman são preciosas em sua arquitetura, jardins, bosques e riachos. As mesquitas oferecem ilhas de sombra e paz, elevando a consciência com suas abóbodas fractais infinitas. Na Shiraz das flores e das artes se cultivam poetas como Hafez (1325-1389), cujos versos sobre o amor e o vinho são cantados pelo povo até hoje. Foi a Pérsia que deu ao mundo o genial Avicena (980-1037), importante para a medicina, psicologia, física, geologia, astronomia, lógica e matemática.

É claro que nem tudo são flores. A situação das mulheres é espantosa do ponto de vista ocidental, pois o apartamento entre gêneros é quase completo, resguardada a intimidade do lar. Sobrevivem na sombra com discrição os homossexuais que há alguns anos o ex-presidente Ahmadinejad proclamou inexistirem. A poluição do ar é elevada em Teerã, entupida de veículos em trânsito caótico apesar da ótima sinalização em farsi e inglês. O ar é amarelo de fuligem e areia das tempestades causadas pelas mudanças climáticas globais. Perto da bela Shiraz, um lago recebeu esgoto até eutrofizar-se em imenso rubi visto desde o avião. Se conheci muitas pessoas que não concordam com nada disso, também senti que o isolamento diplomático impede mudanças. É crucial que os presidentes Obama e Rouhani alcancem acordo que levante as sanções, pois o mundo merece o Irã e vice-versa.

Além da surpresa com o Irã voltei com a sensação amarga de que no Brasil também sofremos sanções, só que autoimpostas por nossa desorganização, burocracia e corrupção. Temos tudo para vicejarmos e, no entanto, patinamos. Diante dos 3.500 anos de história da Pérsia, uma perspectiva de nossos 500 anos ressalta o preço de nossa origem escravista, que faz com que tantos odeiem o trabalho por razões diferentes: os ricos por quase nunca fazê-lo, os pobres por quase nunca se beneficiarem dele.

Precisamos romper com essa neurose social, pois em três décadas nossa população idosa vai superar a de jovens, e aí será muito difícil mudar qualquer coisa. Não será precarizando o trabalho por meio de terceirizações que chegaremos lá...

Cinco séculos antes de Cristo, o grande rei Ciro aboliu a escravidão e conferiu direitos aos habitantes de todas as nações do império. Seu túmulo não dista da magnífica Persépolis, cujas inscrições esclarecem: os trabalhadores que a construíram não eram escravos, foram todos justamente remunerados. Na liberdade e excelência do trabalho reside o futuro do planeta. A pedra a lapidar é o espírito humano.

Nascem os *Neurojedis*

TENTE ESCALAR UM PAREDÃO PERPENDICULAR CHEIO DE PEQUENAS SALIÊNCIAS na escuridão absoluta. Quase impossível... mas tudo muda quando se acendem as luzes. Usando os olhos, é possível identificar cavidades nas quais os dedos caibam. Aos poucos, mãos e pés avançam parede acima, superando o obstáculo desafiador. Ser capaz de ver o próprio corpo em ação faz com que uma tarefa extremamente difícil se torne apenas trabalhosa.

Se somos senhores incontestes de várias partes do corpo que podemos ver, o mesmo não acontece com os órgãos internos. Nem percebemos que o coração, estômago ou intestino existem dentro de nós, a não ser quando doem. A escuridão é ainda maior quando falamos do cérebro. Consegue o leitor acionar conscientemente o hipocampo ou o cerebelo? Improvável... Entretanto, o treino prolongado permite alcançar graus muito elevados de controle mental sobre o corpo. Monges tibetanos são notórios por sua capacidade de autocontrole fisiológico, que lhes permite alterar a temperatura do próprio corpo, acelerar e desacelerar o coração, e muitas outras façanhas.

O que poucos sabem é que tal controle é grandemente facilitado quando o cérebro recebe retroalimentação sensorial adequada. Através da visualização atenta de um termômetro digital de alta sensibilidade, qualquer pessoa pode aprender a resfriar ou aquecer as pontas dos dedos. No início, parece que o esforço mental é inútil, mas após alguns minutos a temperatura começa a comportar-se conforme o desejo da pessoa. A surpreendente aquisição dessa habilidade em menos de uma hora de treino demonstra que ainda estamos engatinhando na compreensão do controle mental. Nas palavras do neurocientista português Ernesto Soares: "Todo o pensamento resulta da atividade do cérebro. Resta estudar o vice-versa."

O estudo da retroalimentação neural, mais conhecida pelo termo inglês *neurofeedback*, começou há várias décadas com o EEG. O método permite tratar com sucesso a ansiedade, a epilepsia resistente à farmacoterapia e os déficits atencionais. Além disso, existe evidência de que a prática do *neurofeedback* com EEG permite um aumento do desempenho cognitivo.

Não obstante, o EEG fornece informações apenas sobre o córtex cerebral mais próximo dos eletrodos colocados sobre o crânio. O desenvolvimento da técnica de imageamento em tempo real por ressonância magnética funcional abriu novas fronteiras para o *neurofeedback*, permitindo pela primeira vez acessar os níveis de atividade das regiões profundas do cérebro. Usando esse método, pesquisadores das Universidades Stanford, Harvard e MIT conseguiram demonstrar, em 2005, que sujeitos submetidos a estímulos dolorosos podem diminuir significativamente a sensação por meio do controle voluntário do córtex cingulado anterior rostral, uma região cerebral envolvida na percepção da dor.

Na popular série *Guerra nas Estrelas*, os *jedis* são guerreiros monásticos dotados da "força", uma impressionante coleção de poderes derivados do controle mental. No alvorecer do novo milênio, a força parece estar com os aprendizes de *neurojedi*.

Caxanga real

— NÃO SOU O DONO DO MUNDO, MAS SOU O FILHO DO DONO. NÃO É FÁCIL, PEDIDOS de toda parte. Li sua recomendação. Mesmo que não fosse espetacular eu o receberia, pois um pleito de nosso querido senador eu jamais deixaria de atender. Em que posso lhe servir, jovem?

— Como consta em nosso portfólio, demos início à domesticação do cérebro. Os próximos anos assistirão à maior revolução desde a invenção da linguagem. A telepatia, por exemplo, foi reduzida a uma mera dificuldade tecnológica.

— Vocês leem pensamentos.

— Correto, deputado.

— Hahaha! Desculpe, não quis ofender. Corrija-me se estiver errado: sua empresa necessita atenções legislativas no ramo da transmissão de pensamentos? Isenção fiscal para médiuns desenvolvidos? Um polo tecnológico de babalorixás?

— Aprecio seu humor, mas não se trata disto. Somos uma organização sem fins lucrativos, amparada por lei. Solicitamos apenas uma doação.

— Por que não disse antes? Preencha o formulário de beneficentes com a secretária e aguarde o cheque.

— Não creio que sua verba assistencial seja suficiente, caro deputado.

(...)

— Vejamos se entendi. O cavalheiro quer 10 milhões de dólares em troca de uma sociedade na produção exclusiva de... ciborgues?

— Não exatamente. O senhor passará a integrar nosso conselho diretor, com acesso privilegiado aos protótipos mais avançados.

— Temo que a sutileza do seu argumento me escape. Ainda que eu acreditasse nesse disparate, por que doaria semelhante fortuna?

— Vossa excelência é famoso pela inteligência, mas também pela grande quantidade de inimigos. Pense um pouco. O homem do futuro terá quantos corpos quiser.

— Mas isso é genial. A imortalidade! O senhor é um prestidigitador, bravíssimo! Mas já basta de picadeiro. Você é um tremendo caxangueiro, isso sim. Não acredito em uma única palavra do que disse!

— Mas vai acreditar.

— É uma ameaça, rapaz?

— De modo algum, deputado. Estou apenas lhe comunicando da doação que fará nos próximos dias.

— Mas o que é isso? Hipnose extorsiva? Olhe o limite do blefe, seu moleque!

— Acalme-se, deputado. Algo me diz que nossa conversa se encerra aqui. Passar bem.

— Alto lá! O que quis dizer com "comunicando"?

— Captei por sensores subdérmicos todas as suas palavras e gestos ao longo da conversa, que foi programada para lhe provocar uma ampla gama de estados afetivos. Ao levantar-me iniciei a transmissão de dados, o que significa que... deixe-me ver... sim: acabo de transmitir o último *terabyte* agora, 16h45min, hora de Brasília. Com base nos dados criaremos um esboço de seu mapa de pensamentos. Faremos então simulações expansivas até otimizar os padrões de estímulo remoto que permitirão acessar sua mente sem causar distúrbios de psicoincompatibilidade. Não bastará para levá-lo a amar o próximo, mas será o suficiente para fazê-lo assinar cheques.

— Como se atreve a entrar em meu gabinete para me achacar com esta história ridícula? Eu posso mandar matá-lo, seu energúmeno!

— É inútil. Tenho muitos irmãos.

— O que quer dizer?

— Não sou o dono do mundo, deputado... mas sou o filho do dono.

IV • *A educação*

Mais luz

A ESCOLA LATINO-AMERICANA DE CIÊNCIAS EDUCACIONAIS, COGNITIVAS E NEUrais é uma iniciativa internacional que seleciona e prepara jovens pós-graduandos, com sólida base em ciências e matemática, para realizar pesquisas sobre educação de modo quantitativo e bem controlado. A América Latina foi escolhida para sediar essa escola por ter grandes problemas educacionais, mas também por possuir currículos unificados nacionalmente, o que pode permitir a rápida propagação em escala de achados científicos pertinentes para a educação. Por causa do terremoto de 2010, a poucos dias do início do trabalho, a realização da primeira escola foi adiada para março de 2011. Por meio de aulas e oficinas com especialistas mundiais, estudantes de múltiplos países, reunidos por duas semanas no remoto deserto do Atacama, foram instigados a criar uma pedagogia com base em evidências empíricas.

No dia da inauguração, me lembrei de um verso de Fernando Pessoa "...se tudo são símbolos, então os analfabetos são cegos de tanta luz. Imagine andar por uma cidade sem compreender o significado das placas e letreiros! Há de ser assustador, tão vasta é a miríade de sentidos ocultos. Diante de uma banca de jornais, um analfabeto olha o sol de frente e não vê nada".

Alguns pesquisadores acreditam que a alfabetização, por ser evolutivamente muito recente, não ocorre em estruturas cerebrais exclusivamente dedicadas a ela. Ao contrário, utilizaria sistemas neurais que evoluíram em associação com funções cognitivas mais antigas, como o reconhecimento de faces, casas e objetos. Em crianças em processo de alfabetização, o imageamento cerebral durante a exposição a estímulos ortográficos revela a ativação de uma região cortical específica denominada área visual de formas de palavras (AVFP). Curiosamente, ela se encontra em uma região altamente responsiva a faces. Qual o papel dessa área na alfabetização de crianças e adultos? Ensinar a ler e escrever melhora o desempenho neural em geral, ou existe competição entre funções, por exemplo, entre leitura e reconhecimento de faces?

Algumas respostas foram publicadas, em 2010, na revista *Science,* por uma equipe de cientistas franceses, brasileiros e portugueses de diversas instituições, entre as quais o Institut National de la Santé et de la Recherche Médicale (Inserm) e o Instituto Internacional de Neurociências e Reabilitação da Rede Sarah. Liderados pelo matemático e neurocientista Stanislas Dehaene, os pesquisadores dissecaram os efeitos da escolaridade e da alfabetização no estudo da ativação da AVFP e de outras áreas corticais, por meio de comparações entre analfabetos, alfabetizados na infância e ex-analfabetos. Foram medidas as respostas cerebrais à linguagem falada e escrita, faces, casas, ferramentas e padronagens visuais em adultos com diferentes níveis de alfabetização. Verificou-se que a alfabetização incrementou respostas visuais e fonológicas, aumentou a ativação pela escrita do giro fusiforme esquerdo e induziu uma competição com a representação de faces nessa região. Nas palavras do pesquisador Felipe Pegado, coautor do estudo, "O único animal que consegue ler é o homem, daí nossa proeminência na Terra. E, para ler, é preciso conectar os circuitos da visão com os da linguagem." O estudo trouxe ainda um achado inspirador: boa parte das mudanças neurais relacionadas à alfabetização ocorreu mesmo em adultos ensinados tardiamente. O sol, assim como as letras, nasce para todos.

Aprender e ensinar

VIVEMOS A GRANDE ACELERAÇÃO COGNITIVA PÓS-COMPUTADORES, AURORA DA Internet de inéditas possibilidades. Entretanto, com a acumulação explosiva do saber, cresce a distância de preparo intelectual entre crianças ricas e pobres. Em qualidade educacional, todos os países da América Latina, com exceção de Cuba, estão muito aquém dos líderes europeus, dos Estados Unidos, de Israel e da Austrália. No índice da Unesco de Desenvolvimento Educacional, o Brasil vem depois de Uruguai, Argentina, Chile, México e até mesmo El Salvador. Democratizar o acesso à educação requer investir energia nos aspectos críticos que permitam, aos filhos de pais culturalmente espoliados, a volta por cima que só o saber propicia.

Retornei em março de 2011 de duas intensas semanas no deserto do Atacama, no Chile. Aos pés do vulcão Licancabur, 43 estudantes e 33 professores de 20 países se reuniram para estudar, discutir e imaginar o futuro da educação (http://www.laschool4education.com/). Partimos da constatação de que a escola ensina ciências, matemática e línguas de modo nada científico. Abundam distintos métodos pedagógicos, mas inexiste confronto empírico entre suas distintas eficácias. O ensino é quase sempre baseado em tradições e opiniões qualitativas. Onde está uma ciência educacional mensurável, testável e melhorável? Sem responder a essa pergunta, é provável que siga aumentando a desigualdade educacional mundial.

Dizemos na capoeira: "Sou discípulo que aprende, mestre que dá lição." Aprendi alguns pedaços do quebra-cabeça que, uma vez montado, permitirá ensinar ciências com o mesmo rigor aplicado ao fazer científico. Há evidências de que o aprendizado linguístico baseado em morfemas e grafemas é mais eficaz do que o ensino de palavras inteiras. O direcionamento da atenção do aluno para os pontos críticos da matéria estudada tem um efeito robusto na retenção de memórias. Gestos não verbais são cruciais nos momentos que antecedem os saltos cognitivos. Jogos eletrônicos pedagógicos podem reverter os déficits de aprendizado da dislexia. O projeto "Um computador por aluno", que hoje inclui todas as crianças do Uruguai, permitirá adquirir dados massivos sobre a aprendizagem escolar de cada aluno desse país, criando um imenso laboratório do conhecer. De minha parte, enfatizei os avanços no entendimento do papel da nutrição e do sono na aquisição e processamento de memórias. Como tanto insistiram Leonel Brizola e Darcy Ribeiro, sem condições fisiológicas adequadas ninguém entende nada.

Saí do deserto com a sensação de que há luz no fim do túnel. O mais emocionante foi a instigação para que os alunos se lancem de corpo e alma ao problema. Quando David Klahr, da Universidade Carnegie-Mellon, apresentou dados provocativos que colocam em xeque o construtivismo no ensino de ciências, convidamos os alunos a desenhar experimentos para desbancar essa posição aparentemente reacionária, bem como qualquer outra apresentada nas aulas diurnas e fogueiras noturnas. Os olhos brilharam de curiosidade e utopia.

Construindo a ponte

O MUNDO DE NOSSOS BISNETOS SERÁ LINDO OU PAVOROSO? NINGUÉM SABE A RESposta, mas todos parecem concordar, do norte ao sul, da esquerda à direita, dos ateus aos religiosos, que a chave para o sucesso de nossa civilização é a disseminação da educação. Do ponto de vista do futuro da espécie, a ponte entre neurociência e educação é a que apresenta maior potencial positivo para otimizar o modo como crianças e adultos aprendem, o que explica o fascínio público com o tema. Mas em que pode a neurociência de fato ajudar a educação? Essa ponte existe?

Com o intuito de elucidar essas perguntas, organiza-se anualmente a Escola Latino-Americana de Ciências Cognitivas, Educacionais e Neurais, carinhosamente chamada pelos participantes de LA School. Em 2014 essa imersão de duas semanas ocorreu em Punta del Este, reunindo 49 novos alunos, nove alunos veteranos e 39 professores de todo o mundo. A realização da LA School no Uruguai teve um significado especial, pois se trata do país que ousou equipar cada um de seus alunos com um computador portátil para uso diário, tanto na escola quanto em casa. O projeto começou em 2007 com 150 crianças em uma única escola. Em outubro de 2013, o presidente José Mujica entregou a máquina de número um milhão.

Se os benefícios dessa massiva inclusão digital já se fazem sentir em diversos indicadores, persiste controvertida a progressiva "gamificação" da aprendizagem, em que programas de computador mais ou menos lúdicos começam a substituir a aula tradicional. Certas evidências de transferência de habilidades entre domínios cognitivos distintos sugerem que mesmo jogos aparentemente não educativos podem ser úteis, mas também há achados empíricos questionando a generalização de habilidades desse tipo. Com implicações complexas, o tema é obrigatório, pois a vida das crianças e jovens já se "gamificou" há anos. Outro problema abordado na LA School é a disputa entre os métodos global e local de aprendizado da leitura. Por razões históricas e filosóficas, muitos professores adotam o método global, em que desde o início se ensina a ler palavras inteiras e contextualizadas. Esse método é adotado em detrimento do método fônico, em que as crianças primeiro aprendem a ler letras e sílabas para depois passar a palavras inteiras. Nesse ponto colidem pedagogia e neurociência, pois a maturação dos sistemas neurais que permitem mapear grafema em fonema e daí em significado precede a maturação do circuito que mapeia grafema em significado. Primeiro é preciso mapear símbolos simples em sons para depois dar sentido às combinações desses símbolos. Fazer o contrário é remar contra a maré do desenvolvimento cerebral, aumentando desnecessariamente a dificuldade do aprendizado.

Alguém poderia objetar que nesse caso a neurociência não vai muito além do que a psicolinguística já sabia, mas, como lembra Stanislas Dehaene, compreender o desenvolvimento dos circuitos neurais responsáveis pela leitura ajuda os professores a ter modelos concretos para alicerçar a prática pedagógica.

Educação, pobreza e destino

A POBREZA É A ESFINGE QUE ENCARA NOSSO PROGRESSO DESENFREADO COM A urgência dos 7 bilhões de habitantes da Terra: *decifra-me ou te devoro...* Pobreza material quase sempre causa pobreza cultural, que por sua vez pode instalar-se mesmo na relativa abundância de bens materiais. Há muito suspeita-se que a pobreza prejudique o desenvolvimento cerebral. A hipótese acaba de ser corroborada por um estudo sobre a relação entre fatores socioeconômicos e morfometria cerebral, numa amostra de 1.099 indivíduos entre 3 e 20 anos de idade. Foi encontrada uma relação logarítmica entre renda familiar e extensão do córtex cerebral: em famílias pobres, pequenas diferenças de renda foram associadas com grandes diferenças de extensão cortical, o que não ocorreu em famílias ricas. Os maiores efeitos foram encontrados em regiões relacionadas à linguagem, leitura, funções executivas e habilidades espaciais, todas essenciais ao aprendizado escolar. Esses resultados, publicados, em 2015, na revista *Nature Neuroscience*, ajudam a elucidar de que forma o azar de nascer pobre torna-se destino transgeracional.

Quando falta comida o desenvolvimento cerebral se dá em detrimento do crescimento corporal, mas a mera ingestão calórica não garante a saúde do sistema nervoso. Dietas ricas em amido, comuns entre os mais pobres, não fornecem lipídeos essenciais para a comunicação sináptica. A boa nutrição da gestante e o aleitamento materno nos primeiros seis meses são cruciais para a maturação adequada do cérebro. A amamentação pode e deve persistir depois dos seis meses, pois além da alimentação ela provê a mais importante estimulação psicossocial que um bebê pode receber. Quando bem cuidado no início da vida, o filho do pobre tem chance de escapar ao seu destino. Mas as carências que precisará superar são muitas: pouco tempo de qualidade com os pais, baixa estimulação sensorial e motora, reduzida oportunidade de leitura. Em ambiente tão adverso, se tornam determinantes as variações genéticas que predispõem a problemas como a dislexia.

Pesquisadores da Universidade de Jyväskylä acompanham, desde 1993, o desenvolvimento de cem crianças finlandesas com alto risco de dislexia, por terem pais disléxicos que possuem algum parente próximo com dislexia. Quando bebês, respostas cerebrais para sons da fala puderam prever a capacidade de leitura em idade escolar. Ao final do segundo ano primário, os filhos de pais disléxicos tiveram quatro vezes mais chance de se tornarem disléxicos do que os filhos de pais não disléxicos. Entre os fatores ambientais, a leitura compartilhada com os pais foi a variável que melhor previu o sucesso no desenvolvimento linguístico. Jogos eletrônicos para treinar conexões entre fonemas e grafemas se mostraram eficazes no tratamento da dislexia. Em conjunto, essas descobertas fundamentam uma nova ciência do aprendizado, capaz de combinar psicologia, neurobiologia, fisiologia, computação, economia e muitas outras disciplinas para otimizar a pedagogia.

Piquetes, Piketty e educação

O MOVIMENTO DOS TRABALHADORES SEM TETO (MTST) É UM EXEMPLO DE ORGAnização social que cresce a olhos vistos por causa da lógica perversa do capitalismo, tão bem resumida num refrão de música que fez sucesso no ano 2000: "E o motivo todo mundo/ Já conhece/ É que o de cima sobe/ E o de baixo desce."

A novidade que vem da França é a comprovação documental e matemática desse truísmo. Em seu livro *O capital no século 21*, o economista Thomas Piketty demonstra exaustivamente que nos últimos 250 anos, com exceção do período entre 1930 e 1975, a remuneração do capital na Europa e nos Estados Unidos sempre aumentou mais do que o crescimento da economia como um todo. Do alto da montanha de dados que corrobora sua tese, Piketty atualiza Marx de forma constrangedora para aqueles que defenderam, contra todo o bom senso, mas cheios de lábia, que o enriquecimento de poucos eventualmente se reverteria em benefícios para todos.

Não se reverte, muito ao contrário. Dinheiro chama dinheiro, como sempre admitiram os entusiastas do mercado de capitais. Isso permite que altos funcionários de empresas privadas, bonificados nababescamente a cada ano, acabem por se tornar eles mesmos donos de meios de produção, amplificando o círculo vicioso da concentração de renda.

Taxação progressiva é a receita proposta por Piketty para conter o crescimento dessa concentração, que ameaça espiralar sem freio. Mas isso não basta. Sem fortalecer decisivamente a formação de capital humano das classes sociais mais baixas, seremos sempre reféns da minoria privilegiada e avessa ao povo que chamamos de elite.

É por isso que me interessa o projeto de federalização da educação apresentado pelo senador Cristovam Buarque, para que as escolas brasileiras passem por uma profunda revolução. Conforme proposto pelo senador à presidenta Dilma em carta de julho de 2011, "tais escolas teriam seus professores selecionados pelo governo federal, com carreira nacional; com salários atraentes, com regime especial de formação e exigências específicas de dedicação; os prédios seriam reconstruídos e receberiam os mais modernos equipamentos pedagógicos; todas as crianças teriam pelo menos seis horas de atividade escolar por dia".

A proposta de Cristovam para os professores da nova escola era começar com salários da ordem de 9 mil reais por mês. Sem recrutarmos e premiarmos adequadamente os melhores talentos para o magistério, nunca entraremos no círculo virtuoso em que o desenvolvimento humano agrega valor a produtos e serviços, que a seu turno realimentam o desenvolvimento das pessoas.

Nunca chegar a este círculo virtuoso seria trágico. Nas palavras do microbiólogo, educador e avô Isaac Roitman: "Temos que decidir agora qual país legaremos aos nossos descendentes. Se nada fizermos, seremos no futuro uma sociedade com graves injustiças sociais, com índices assustadores de violência, com total desrespeito ao próximo e outras mazelas amplificadas que temos no presente. Certamente seremos um país colonizado e explorado."

Sonho com o magistério do século 21. Não mais uma carreira aviltada nas redes escolares municipais e estaduais, mas uma carreira de Estado verdadeiramente valorizada. Não se trata de um desafio impossível para o Brasil, mas de uma necessidade estratégica.

V • O Brasil

Sentir na pele

DE TODOS OS SENTIDOS, O TATO É AQUELE QUE SINALIZA AO CORPO O CONTATO imediato com os objetos do mundo, tanto os deliciosos quanto os tenebrosos. Se a imagem horrível choca, o contato da pele com o estímulo doloroso tem um significado de invasão corporal muito mais urgente, que dispensa explicações. Por outro lado, que seria de nós sem o abraço? O tato é a última fronteira na luta contra a morte, e também o que nos permite de fato encontrar o amor. Quando queremos dizer que alguém conhece uma situação, não dizemos que viu ou escutou. Dizemos que sentiu na pele.

E isso tem tudo a ver com política. Em janeiro de 2011 imaginava como seria o governo da primeira presidenta. Em grande medida, o funcionamento do Estado não depende da personalidade ou história de vida do governante. Para o bem e para o mal, o barco tem muita inércia. Mesmo assim, ela poderia imprimir mudanças expressivas na consciência nacional. Trazia para o leme da nau, de forma inédita, duas condições de profunda relevância existencial: a de mulher independente numa sociedade machista e a de prisioneira torturada por agentes do Estado.

Nosso país tem cerca de 97 milhões de mulheres, aproximadamente 51% do total da população. Apesar da preponderância numérica, não é nada fácil ser mulher no Brasil. Descontadas todas as diferenças de origem social, educacional e racial, as brasileiras ganham menos do que os brasileiros pelo mesmo trabalho. A despeito do grande desenvolvimento econômico dos últimos anos, o Brasil vem piorando no ranking da desigualdade de gênero, calculado pelo Fórum Econômico Mundial com base na inserção no mercado de trabalho, acesso a educação, saúde e participação política. Mais expostas a trabalho infantil, exploração sexual e violência, as mulheres encaram também a maior parte do cuidado parental, uma dupla jornada de trabalho no emprego e no lar, preconceitos de vários tipos e uma boa dose de assédio indesejado. A desigualdade de gênero é uma patologia social de difícil erradicação, e já é evidente que não bastam políticas gerais voltadas para os mais pobres.

Se a condição da maioria feminina é cruel, a situação da minoria de encarcerados é ainda mais desesperadora. Dadas as condições prisionais no Brasil, quase todos os milhares de detentos são diariamente violentados em sua dignidade mais básica. Se mulheres, tanto pior. Mais importante do que trazer à luz os torturadores do passado, mais importante até mesmo que resgatar a memória dos desaparecidos, é imperativo desmontar as indústrias de massacre de almas que são as prisões de hoje. Abjetos campos de tortura passiva e ativa que não podem, sob qualquer hipótese, persistir. Combater a criminalidade que se reproduz nesses porões passa necessariamente por criar condições dignas de vida, estudo e trabalho, tanto para os detentos quanto para os agentes do Estado.

Quanto à multidão de brasileiras, é longo o caminho a trilhar para romper as prisões que só os homens não veem. É chegada a hora dessa reeducação. Chega de murro em ponta de faca, benditas sejam todas as mulheres.

Anistia não é amnésia

ENTRE AS PSIQUES DA AMÉRICA DO SUL, NENHUM COLETIVO É MAIS INCONSCIENTE DO que o Brasil. Esquecemos por conveniência, leniência e cordialidade, como se lembrar fosse comprometer o sucesso de nossa gigantesca nação. Ao contrário de nossos vizinhos austrais, no Brasil ninguém foi punido pelas barbáries cometidas em nome do Estado. Cultiva-se a ideia da "ditabranda" que deixou um legado de desenvolvimento econômico, e bola pra frente que em 2016 tem Olimpíadas.

Mas anistia não é amnésia. Por determinação presidencial, a Comissão da Verdade percorreu o país para esclarecer os crimes conhecidos e revelar outros ainda desconhecidos, sobretudo entre os mais pobres, nas regiões mais remotas, mesmo entre populações indígenas. Há executores e mandantes vivos, há sobreviventes com variadas sequelas, e também há jovens com idade para serem netos dos que foram massacrados, integrando as manifestações de constrangimento público daqueles que perderam de vista os limites da decência.

Recentemente, dois livros trouxeram luz e sombra sobre o assunto: *Memórias de uma guerra suja* (ed. Topbooks), depoimento do ex-agente da ditadura Claudio Guerra aos jornalistas Marcelo Netto e Rogério Medeiros, é uma extensa confissão dos assassinatos e atentados cometidos pelo depoente a mando de chefes militares. Junto com o delegado Sérgio Fleury, Guerra foi um dos mais violentos policiais envolvidos na repressão. Ambos tiraram proveito pessoal de suas ações e tornaram-se umbilicalmente ligados ao crime organizado. Do outro lado, *Marighella* (ed. Cia. das Letras), de Mário Magalhães, narra a trajetória emocionante do comunista, guerrilheiro e poeta que liderou a Ação Libertadora Nacional (ALN), audacioso grupo armado de oposição ao regime militar. Considerado inimigo público número 1, foi assassinado por Fleury em 1969. Dezenas de membros da ALN foram presos, torturados e mortos.

Os cínicos dizem que ambos os lados mataram e foram anistiados. Omitem o dever estatal de proteger os cidadãos e se esquecem de que as práticas não eram as mesmas, muito menos as motivações. Num embate tão desigual, 20 mil soldados para cada guerrilheiro, um lado seleciona os sádicos e o outro seleciona os idealistas. Basta ler as descrições detalhadas sobre a Casa da Morte de Petrópolis, basta um relato de estupro, choques genitais e inserção corporal de insetos para desintegrar a opção do esquecimento.

Hoje pastor evangélico, Guerra revela a mentalidade patética dos repressores. Dias após realizar uma execução, entrava em grande sofrimento psíquico. Um médico militar o submeteu a vários exames e ao final o tranquilizou: "não era nada cardíaco" que acometia o matador, apenas um "distúrbio neurovegetativo". Como serão os pesadelos dos verdugos impunes?

Não é somente por respeito ao passado que é preciso rever fatos tão dolorosos. É, sobretudo, por responsabilidade futura. A tortura nunca deixou de existir em nosso país e as próprias condições carcerárias constituem maus-tratos. O Brasil só será gigante quando despertar da brutal cordialidade descrita por Chico Buarque: "Mesmo quando as minhas mãos estão ocupadas em torturar, esganar, trucidar, o meu coração fecha os olhos e sinceramente chora..."

Que venha o Sol

NO JUBILEU DE 50 ANOS DO INSTITUTO DE BIOLOGIA DA UNB, SEUS PROFESSORES eméritos concordaram num ponto: o futuro importa mais do que o passado. Palestrante convidada, a então ministra do Meio Ambiente, Izabella Teixeira, egressa da UnB como eu e tantos colegas, afirmou que o Brasil só tem de fato duas opções energéticas: hidroelétrica ou nuclear.

Ficou no ar a pergunta: cadê o Sol na estratégia nacional? Com exceção das fontes geotérmicas, quase toda nossa energia vem dele. Quem dominar a tecnologia capaz de transformar fótons em movimento de elétrons vai liderar o planeta. Temos um vasto território com grande incidência solar. Apesar disso, o investimento brasileiro em pesquisa de energia solar é ínfimo.

Lembro da linha Maginot, um conjunto de fortificações erigido pela França após a Primeira Guerra Mundial para proteção de ataques vindos da Alemanha. Planejada para uma guerra de trincheiras, a linha foi contornada em poucos dias da primavera de 1940 pelos tanques e paraquedistas alemães. Os franceses haviam se preparado para o passado, não para o futuro.

Aqui no Brasil, a descoberta de petróleo no pré-sal deu novo impulso à exploração de combustível fóssil em águas profundíssimas, diante de uma costa superpopulosa, mas ainda paradisíaca. Recentemente, perfurações malsucedidas das empresas Chevron Brasil e TransOcean derramaram óleo cru no litoral norte fluminense. É difícil tirar óleo do fundo do mar. A Terra resiste, é preciso fraturá-la com injeções de alta pressão, estilhaçá-la com máquinas brutais e mesmo assim, no esforço de sangrar a rocha, torcer para que nada vaze... o que parece sempre ocorrer, afinal.

Penso no filme *Melancolia*, de Lars von Trier, no qual o fim do mundo se dá pela colisão inexorável com outro planeta. Sonho com o pesadelo da bolha enorme e viscosa subindo pelo Atlântico e manchando de negro a Ilha Bela, a Ilha Grande, Abrolhos e o Atol das Rocas. Será inexorável a contaminação petrolífera de nosso litoral?

Penso nas grandes hidrelétricas planejadas para a Amazônia, cuja construção já cria urbes fétidas na floresta. Hidrelétricas que vão secar as águas dos rios, matar os peixes e ofender o deus

Maíra da elegia de Darcy Ribeiro, fundador da UnB e do Parque do Xingu. Penso nas 16 etnias distintas que aceitaram migrar para lá com a garantia de que, enfim, seriam deixadas em paz. Primeira terra indígena homologada no Brasil, exemplo mundialmente respeitado de convivência humana, acordo que durou apenas 51 anos, traído como sempre são traídos os que ousam questionar a exploração lucrativa do ambiente. Penso na Amazônia do amanhã, cheia de estradas, pastagens, desertos e miragens... Qual será nosso futuro?

Perguntem ao Sol, que move a água através das turbinas, por que a faz evaporar e chover. Sol que alimentou a vida, hoje carbono fossilizado, por milhões de anos. Sobre a energia nuclear só o silêncio... Fukushima nos mostrou seu preço desumano. Petróleo, água e urânio são energias do milênio passado. O novo tempo é do Sol.

Tetra, penta, hexa... doxa

SÃO GRANDES OS DESAFIOS DO AMANHÃ. RIOS A DESVIAR, BOCAS A ALIMENTAR, uma vez mais é preciso vestir a camisa pátria. Penso no silêncio heroico de 1950. Sem ele não haveria Itaipu, ponte Rio-Niterói ou moeda estável...

Foi um domingo memorável, as ruas embandeiradas e o povo possuído pelo fervor místico da vitória. E como precisávamos dela, filho! Até bem mais do que hoje... O brasileiro era humilhado, ignorante. Vá à rua e pergunte a qualquer um, o que é que vem depois do Tetra? Penta, senta, septa, oxa, noxa, doxa...

Difícil, filho. Imagine naquela época. Ganhar a Copa era muito mais que vencer: era parir um novo Brasil.

Jamais vi nada igual ao suplício uruguaio naquele primeiro tempo. Quando aos 6 minutos da segunda etapa Friaça abriu o marcador, explodiu nos céus do Rio de Janeiro a maior festa que já vi. Embalada pela maior torcida do mundo, a Seleção preparava-se para impor à Celeste uma goleada mítica.

E foi aí que aconteceu o impossível. O capitão uruguaio abraçou a bola como se fosse seu filho caçula e iniciou uma lenta caminhada rumo ao centro do campo. Estendeu a mão ao arqueiro batido, saudou o beque, cumprimentou o próximo companheiro, e o próximo, e assim foi avançando sob os apupos da massa. Já antes de passar pelo último jogador uruguaio as vaias minguavam. Por insuportáveis três minutos, Varela foi o único e inquestionável dono da bola. E quando o jogo recomeçou, já não era o mesmo jogo.

O que se segue é assustador. Os uruguaios não chegavam aos nossos pés em mestria de bola, mas estavam possuídos pela volúpia da sobrevivência. Pouco a pouco fomos cedendo terreno àqueles 11 espartanos que tinham a coragem de se opor ao desejo de milhares de persas do Novo Mundo. Aos 26 minutos Schiaffino empatou o jogo. Pouco depois, numa falha trágica de Barbosa, Ghiggia cravou a bola lancinante no arco brasileiro.

O público emudeceu de vez, se ouviam apenas os sons do chute no couro e das travas lacerando o gramado... Assistíamos sem crer à bola inacessível e ao tempo se esvaindo rumo ao final cada vez mais próximo...

E foi nesse ponto que o Gigante despertou. Escute bem e não revele a ninguém. Não foram duas nem dez nem dez mil; foram duzentas mil vozes ao mesmo tempo, sem aviso nem preparação nem acordo com a realidade: GOOOL!!!!! Frente à situação bizarra, o banco do Uruguai passou a insultar os locutores brasileiros que anunciavam o gol inexistente. Fui até a mesa da crônica desportiva de Montevidéu e, diante dos olhares estupefatos, desliguei os transmissores... Os jogadores se deram conta de que o palco havia migrado para fora do gramado. Logo, a turba se cansou de esperar e marcou o terceiro do Brasil numa celebração apoteótica. O jogo acabou e só então nosso time entendeu que tinha ganho a Copa.

Hoje já não é possível um silêncio como o de 1950. Na era do fato instantâneo, a verdade das imagens fluirá do campo para os satélites, computadores e lares... Somos muito superiores aos franceses, eles nunca deveriam ter chegado à final. Este é o início de uma nação nunca antes vista, meu filho. Veja, vão cantar nosso hino! Aumente o volume, me dê a mão. Temos um destino anunciado. Avante, Brasil!

Fogueiras juninas

DESDE SEMPRE, REBELIÕES SÃO ASFIXIADAS PELA FADIGA, CENSURA, PROPAGANda e repressão. Subitamente, eis que a internet vira o jogo. Centavos acenderam o levante de capilaridade inédita. De repente um mar de gente que anda de ônibus, van, carro, bicicleta ou a pé, um saco de gatos de saco cheio, conectado por todo o país com muita pulsão de vida e morte. Não há liderança individual a ser neutralizada ou cooptada. A censura é praticamente impossível. Espalham-se registros filmados de abuso policial. A revolta é contra o poder, tanto o macro quanto o micro. A rebelião se nutre até do que a sufoca. Seguirá enquanto houver razões?

Cabe uma análise política. A violência foi iniciada pela PM de São Paulo, talvez por haver interesse na radicalização que afunda o centro do espectro político. Foi constrangedor e emocionante ver as explicações da impossibilidade técnica de cancelar o aumento das tarifas de ônibus serem sucedidas pela adoção do impossível. Questionar margem de lucro é coisa de radicais?

É preciso não desqualificar o movimento por ser de classe média ou jovem demais. Manifestação popular não é só aquela feita pelos pobres, até porque muitos foram condicionados a agitar bandeiras por dinheiro. Bem-aventurada a coragem cívica de qualquer idade, simbolizada na capa do *New York Times* por Silvio Mota, o ex-guerrilheiro, hoje avô, que encarou desarmado a tropa de choque em Fortaleza.

Muitos temem golpe, mas golpe em quê? Qual partido pode altivamente proclamar-se patrimônio da nação? Silêncio... Talvez o povo não se levantasse sem o lamentável condomínio da esquerda com os poderosos, imbricado em obras, concessões públicas e doações de campanha. Desse arreglo resulta uma economia baseada em consumo, lixo, precarização dos serviços essenciais e depredação do ambiente para alimentar a fornalha chinesa que já vai se apagando.

Então, se há golpe, é no oligopólio decisório. Em sua maioria os partidos não servem ao povo, bem podem ser desmanchados para que outros surjam. Mas sem reformas mais profundas os problemas reaparecerão, pois a corrupção aflige qualquer primata com excesso de poder.

A onda que se ergue é a autogestão da humanidade. Com internet em 40% dos lares brasileiros, é hora de cadastrar todos para votar rotineiramente em questões específicas. Programas de computador com essa finalidade têm sido usados com sucesso na Alemanha. Congressistas, no futuro, devem decidir menos e debater mais. O povo não está preparado? Irá se politizar sem tutela.

É preciso, sobretudo, disputar os rumos da mudança. Será trágico se os royalties do petróleo não forem usados para revolucionar os vergonhosos salários do magistério. É crucial investir naquilo que efetivamente dá futuro às crianças: tempo de qualidade com pais e mestres motivados e bem preparados. Redução da jornada de trabalho, salários atraentes para professores e transporte rápido e barato são pautas com um mesmo foco: viver bem.

O que está em jogo é o velho sonho do povo liberto pela tecnologia, com tempo para ser feliz. A Utopia mesmo, com U maiúsculo. Mas até chegarmos à fratria vai ser preciso um profundo rearranjo. Pelo acelerar do tempo histórico, não demora muito agora...

Copa da imaginação

O FUTURO É SÓ CONJECTURA. SÓ SEI QUE ONTEM O CHILE PERDEU, DE FORMA MÍSTICA e imprevisível, uma bola de Pinilla explodida no travessão que salvou o Brasil de um vexame histórico. E o que vai acontecer daqui para a frente só o Imponderável da Silva sabe dizer. Quem é da minha idade se lembra da bomba do Éder na Copa de 1982. Um Exocet se dizia, míssil que não salvou o Brasil dos italianos nem a Argentina dos ingleses. Malditas Malvinas, bola atrasada e malquista!

Não vi o que ainda não foi, mas teve gente que viu. E ninguém viu o que aconteceu sem ninguém ver. Por trás dos panos de toda derrota há muitas histórias secretas. Por trás da vitória é só clarão. De Yokohama 2002 te lembras com precisão? Em Paris 98, houve mesmo convulsão? E nosso jogo com a Colômbia, deu pra ganhar ou não? Na final deu Costa Rica ou voltou o campeão? Responde rápido sem pensar, Itamambuca ou Itaquerão? Assentaram o povo em luta ou foi apenas distração? É divina a Seleção? Deu Holanda ou Alemanha? Tá valendo gol de mão? Será que o homem foi à Lua? Será que foi tudo em vão? Será que Neymar aguenta? Será que venta em Plutão?

Não vi nem ninguém me contou. Tem gente que duvida até hoje. O passado é oblíquo, subjetiva invenção? Ou é fato gravado e certo, certificada visão? Se fosse só isso era fácil, não tinha nem discussão. Foi pênalti? De pino ou pinote? Rolou a bola, enrolarão? A propaganda dos vencidos vende pouco, o troco inteiro é do azarão. Só é vencedor quem vende e embala e encanta a bola sensação. Procissão de fé pouca é miragem, querer crer é só viagem na TV de repetição. ABC do que será: futurologiação.

Mas que nada, sai da minha frente que eu quero passar, o torcedor está animado, quem reclama é blablablá. Povo alegre que não desiste nunca. Visionário da realidade mais linda. Anunciante da verdadeira barbada, luz néon e serpentina. Sonho, loção e sandálias? Joga o grito ou as toalhas? Muita cerveja e gasolina? Samba no pé ou vaselina? De promessa se enche o papo e o inverno está cheio. Atrás do trio elétrico só não vai quem já perdeu. É proibido brigar por merreca. Sorrindo e levando a breca, levanta a mão, a praça e a reca. Nada na vida é de graça nem o jogo é de peteca. O que não foi no meio do caminho: a bolota, a meleca, a truta, a pedra. Ao que interessa: a tampa, a rampa, a dança, a taça. O gargalo. O nada.

Nonada de nicas do que você leu e te disseram e ninguém viu acontecer. Não viu rolar porque se enrolou e não rolou. Fuleiragem de botão, futebol de folião. Tem nada não, só imaginação e emoção e explode coração que a realidade é assim mesmo: boquirrota confusão.

Não vi porque ainda não houve nem passou no meu telão, ou por falta de tesão e impaciência com o bolão. O que não tem equilíbrio. O que não tem critério. O que não tem juízo, nem nunca terá. O que não tem mistério.

É o que se viu e o resto é lucro. Sarapatel de cocada, zabumba grossa da pesada. Tira daí, cobre lá, tiro certeiro camará. Holofote no gol dos outros é refresco. Dinheiro na mão é vendaval. Exocampeão moral. Tudo isso é bem normal. Viva o País do Carnaval.

Enquanto a casa cai

EM AULA MAGNA NA UFRN, UM DIA APÓS O PRIMEIRO DEBATE PRESIDENCIAL, EM 2014, Leonardo Boff fez um diagnóstico preocupante: nenhum dos candidatos havia dito com clareza a coisa mais importante de todas, que é o fato de vivermos uma emergência ecológica e social sem precedentes, a exigir nossa atenção imediata. O aumento da temperatura média da Terra, as grandes variações climáticas associadas a esse aumento, a desorganização da agricultura e a possibilidade de que falte água até para beber deveriam tirar nosso sono — mas não tiram. Enquanto o desastre não se instala completamente, fingimos ser possível externalizar todos os prejuízos sem pagar preço algum por isso.

Civilização equilibrada apenas pela velocidade, sem harmonia nem sustentação, bicicleta desgovernada em direção ao muro. Na África, o descontrole da epidemia de ebola, ainda sem remédios por desinteresse das farmacêuticas. Nos Estados Unidos, a dificuldade de conter a disseminação hospitalar das superbactérias selecionadas pelo uso excessivo de antibióticos. Guerra, fome e peste sempre mudaram as páginas da história. Povos desapareçem rápido, e o holocausto dos índios será luta de morte até o fim. E depois deles os demais?

Enquanto a casa cai, nos distraímos com banalidades. Candidat@s se estapeiam e disputam quem tem mais rabos presos. Imersos em jogos de poder e dinheiro, enredados em disputas tribais, siderados pela discussão do comportamento alheio, passivamente vemos Gaia adoecer de nossa própria existência. Em nosso país há pouca percepção do tamanho do problema e da responsabilidade que nos cabe. As próximas gerações de terráqueos precisam desesperadamente da liderança ambiental do Brasil. Temos um imenso território, vastíssima fauna e flora e uma população ainda administrável se comparada à da China, país que melhor ilustra a relação tóxica entre crescimento econômico e crise ecológica. Mas parece que não descansaremos enquanto não virarmos a China latina.

Desmatamos mananciais, não reciclamos lixo, vertemos esgoto nos rios e adoramos embalagens. Queremos crescer mais e mais. Preocupações ecológicas são tidas como frescura num país com excesso de carros e péssima mobilidade pública. País em que as grandes construtoras financiam as campanhas dos principais candidatos e cimentam tudo que podem. País engajado em construir hidrelétricas na Amazônia, cuja energia alimentará as novas cidades de faroeste em torno das obras, se dissipará em linhas de transmissão de dimensões continentais e fomentará mais indústrias de exportação de matérias-primas para o banquete do mundo. Somos o Império do Sol que investe migalhas na pesquisa de painéis fotovoltaicos, mas atrela a educação e a saúde de seu povo ao petróleo altamente poluente.

A preocupação com a grande emergência ambiental costuma ser tachada de apocalíptica ou descaso com os mais pobres. Afinal, todos têm direito ao livre consumo capitalista, certo? Errado. Se acelerar a independência do petróleo é essencial, reduzir o consumo inútil é vital. A esta altura do campeonato, redefinir nossa relação predatória com a Terra vai sair bem caro. Nossos hábitos vão ter que mudar, mas postergar essa adaptação será ainda pior. Ou mudamos ou nos acabamos. O resto é distração.

Dois centavos

PASSADA A ELEIÇÃO DE 2014, TODOS OS BRASILEIROS TÊM INTERESSE INTRÍNSECO no sucesso do segundo mandato da presidenta. As receitas para alcançá-lo, no entanto, se desencontram na miríade de opiniões díspares veiculadas pelas diversas mídias. Que objetivos Dilma escolherá? Quais desafios enfrentará? Nesse limiar entre mandatos, aproveito para oferecer aquilo que os falantes de língua inglesa chamam de "meus 2 centavos": uma opinião pessoal, com o modesto valor que possa ter.

Em primeiro lugar, é preciso reconhecer a sinuca de bico. Com nuvens negras no horizonte econômico, as forças conservadoras pedem ajustes impopulares para que o país volte a crescer. Entretanto, nada indica que encontraremos resgate na sociedade de consumo. As bicas secam, os carros engarrafam as vias, e os problemas do ajuntamento humano continuam a supurar. O saco sem fundo da nossa doença de comprar sem precisar é um sumidouro de tempo e recursos. Em nome do sagrado consumo que gera empregos, poluímos, queimamos e inviabilizamos o futuro.

Precisamos de uma mudança de mentalidade. Mais do que do enriquecimento material, precisamos do enriquecimento cultural capaz de equipar nossas crianças com as ferramentas da ciência. Mudanças profundas só ocorrerão quando tivermos escolas exemplares, e é aí que a sinuca se completa: o investimento em educação foi atrelado ao petróleo, motor principal da insustentável sociedade de consumo.

Por tudo isso, foi preocupante que o discurso de vitória de Dilma não tenha sequer aludido à crise da água, ao desmatamento, aos índios e à energia solar. Por isso me preocupa que o governo federal não sinalize um aumento robusto do salário do magistério independentemente da extração de petróleo incerto — por razões geológicas, políticas e contábeis.

Em 2003, Lula anunciou a primeira integrante de seu ministério durante uma viagem ao exterior. Escolheu Marina Silva, nome capaz de sinalizar para o mundo que o Brasil teria a ecologia no centro de suas preocupações. Um Brasil capaz de entender sua responsabilidade histórica de superar a miséria de forma sustentável.

O tempo foi cruel com essa promessa. Passo a passo foi ficando claro que o discurso ecológico era apenas retórico. O desmatamento voltou a aumentar, o Cantareira secou e mesmo assim a questão ecológica esteve fora do radar na campanha eleitoral.

Meus 2 centavos são simples e utopicamente improváveis: é preciso pintar a bandeira vermelha de verde. Será preciso o coração valente de uma ex-guerrilheira, inspirada no melhor do revolucionário Fidel Castro, para dizer aos brasileiros que a felicidade não se encontra na propriedade privada de bens descartáveis.

Será preciso coragem para dizer que precisamos economizar e, sobretudo, usar com sabedoria nossa energia tão preciosa. Será preciso bravura para peitar empreiteiras e multinacionais. Não é de carros que precisamos, mas de transporte público de alta qualidade para chegar à escola. Precisamos de professores extremamente bem pagos e formados. A educação de qualidade não pode esperar pelo petróleo. "Quem sabe faz a hora, não espera acontecer."

A hora da estrela

NINGUÉM ANTEVIU O QUE IRIA ACONTECER NAQUELA QUINTA-FEIRA. NINGUÉM A NÃO ser os milicos e os trotskistas, mas não escutei nem uns nem outros. Depois, uma situação caótica. Lá se foram oito dias e o país continua parado. Ninguém tem coragem de dizer nada, todo mundo esperando para ver o que vai acontecer... E aconteceu isso aí.

Dois minutos, Presidenta.

Congresso cercado, Itamaraty em chamas, bancos depredados, redes de TV sitiadas, a assembleia do Rio tomada de assalto, o governador de SP acuado em seu palácio. Quem mandou tocar fogo no paiol e depois tirar os bombeiros de cena? Deve ter sido de propósito, pra tudo estourar na minha mão.

Um minuto, Presidenta.

Se depender dos conselhos do Mago, não devo nem me pronunciar: *A psiquê nacional está surtada, mas isso passa. A governabilidade é uma conquista. Não se mexa muito e sobretudo não olhe diretamente para a câmera. O povo enfurecido é uma fera agressiva. Não se deve olhar nos olhos. Se tiver mesmo que falar, leia no teleprompter um texto curto conclamando à ordem pública e olhando para o infinito.*

Contagem para rede nacional de rádio e televisão: 10, 9... O que o Marighella faria com essa turba ensandecida? **8, 7...** O que o Prestes faria? **6, 5...** surto criativo da nação... **4, 3...** A única coisa boa que o Mago disse... **2...** *Coração Valente*... **1:**

Minhas amigas e meus amigos. Vim olhar nos olhos de vocês. Alguns dizem que vocês estão loucos. Acho que não, vocês estão certos. Se vocês enlouqueceram, sou doida varrida também. Não aguento mais essa situação. O Brasil precisa de educação, saúde, transporte, segurança, ciência e ética, mas não conseguimos nunca chegar lá porque somos sempre parasitados por corruptos que nos impedem de alcançar um patamar superior de desenvolvimento humano. Nossa sociedade ainda é escravista. Os ricos odeiam o trabalho porque não trabalham. Os pobres odeiam o trabalho, pois não se beneficiam dele. E a classe média quer ser rica. Precisamos de transparência, eficiência e excelência. Não de suas excelências os congressistas, mas do trabalho excelente de cada um de nós. Por esta razão apresento ao Congresso um pacote de novas leis para a nação. Temos urgência. O povo está nas ruas. São projetos de interesse popular. Passe livre. Fim do latifúndio. Demarcação das terras indígenas e reservas ambientais. Reflorestamento de mananciais. Incentivo aos biocombustíveis e substituição gradual por energias limpas. Um computador por criança. Importação científica expressa e sem taxas. Internet sem fio rápida e gratuita. Participação legislativa direta via internet. Federalização das carreiras de Estado, com salários e obrigações superiores para as categorias fundamentais: professores, médicos e policiais.

Alguém poderia perguntar: OK, Presidenta, mas quem vai pagar a conta? Eu respondo: O setor público e o setor privado. Para exemplificar: a Petrobrás por um lado e as empreiteiras pelo outro. Mas, Presidenta, se uma empresa dessas tiver que arcar com esses custos, vai acabar quebrando!

Agora o bote da coral, a piscadela marota aprendida com o Mestre:

Quebra nada...

VI • Do neurônio ao infinito

Hologramas, faraós e democracia

COM QUANTOS NEURÔNIOS SE FAZ UM COMPORTAMENTO? SE É VERDADE QUE AS sinapses têm memória, um neurônio solitário não toca sonatas de Beethoven. Nos anos 1930-50, Karl Lashley observou que ratos submetidos a vastas lesões corticais mantinham comportamentos previamente aprendidos. Concluiu que as memórias são codificadas por múltiplos grupos neuronais equivalentes, amplamente espalhados pelo córtex cérebral.

Como num holograma, a memória do todo contida em cada pequena parte... A teoria da representação neural foi implodida na década seguinte pela descoberta de módulos neuronais capazes de mapear topograficamente o espaço sensorial. Os experimentos pioneiros de Vernon Mountcastle no córtex somestésico foram seguidos por estudos clássicos do córtex visual feitos por Torsten Wiesel e David Hubel, prêmios Nobel de Medicina e Fisiologia de 1981. Os módulos neuronais ocorrem em regiões cerebrais próximas às entradas sensoriais, formando um mosaico em que módulos contíguos representam atributos bem simples de porções adjacentes do mundo. Os módulos desaparecem em áreas distantes da periferia, onde as respostas neuronais são mais especializadas. Consolidou-se a teoria da hierarquia piramidal, com poucos neurônios faraós comandando muitos neurônios escravos.

No entanto, experimentos posteriores mostraram que movimentos simples não podem ser descritos pela atividade de neurônios motores isolados, mas por equipes neuronais. O avanço da eletrofisiologia de múltiplos eletrodos permitiu ao brasileiro Miguel Nicolelis demonstrar que equipes neuronais são novamente recrutadas a cada movimento ou percepção. Nicolelis também descobriu que módulos corticais bem organizados se embaralham quando os animais não estão anestesiados, revelando um cenário bem mais próximo de Lashley do que seria legítimo supor há vinte anos, quando as limitações técnicas impediam registros em animais despertos. Longe de ser uma autocracia vertical, o cérebro se parece com um regime democrático, em que os neurônios votam ou se abstêm numa sucessão incessante de assembleias.

Mas a ciência se alimenta de polêmicas. Em 2008, pesquisadores europeus conseguiram a proeza de associar a estimulação de um único neurônio no córtex sensorial de ratos à execução de um comportamento simples, no caso lamber gotas de água. O achado, que ocorreu em número de vezes bem pequeno, mas estatisticamente significativo, foi interpretado por alguns como evidência de que neurônios individuais atuam como faraós.

No entanto, é preciso considerar que cada neurônio faz milhares de sinapses com outros neurônios, de forma que a ativação de uma célula rapidamente se propaga ao longo de uma enorme cadeia neuronal. O truque que fez o experimento funcionar foi o treinamento prévio dos animais com estímulos robustos, envolvendo milhares de neurônios. Isso condicionou todo um grupo neuronal a funcionar em equipe, permitindo que a estimulação subsequente de uma única célula tivesse chances pequenas, mas apreciáveis de disseminar a informação. Não se trata, portanto, de neurônios Tutankamon, mas de representantes eleitos da massa neuronal.

Viver, lembrar e relembrar

A DEMARCAÇÃO DA DIFERENÇA ENTRE A CIÊNCIA E OUTRAS FORMAS DE SABER É um problema aberto. A maior parte dos cientistas acredita possuir um método superior para a aquisição de conhecimentos, composto de experimentação, quantificação e ceticismo. Muitos afirmam seguir o filósofo Karl Popper (1902-1994), para quem o bom cientista seria aquele disposto a sempre duvidar das próprias teorias, formulando experimentos capazes de destruí-las implacavelmente ou corroborá-las provisoriamente.

Na prática, porém, as coisas são diferentes. Como todas as pessoas, os cientistas têm apego aos seus pontos de vista. O que impede a estagnação da Ciência é o fato de que os cientistas competem entre si para ver quem obtém mais rápido o conhecimento mais confiável. É claro que isso também ocorre ocasionalmente nas grandes religiões, como o catolicismo e o islamismo. Entretanto, cismas religiosos não possuem bases objetivas para definir vencedores, e por isso resultam apenas em fogueiras. Na Ciência, ao contrário, o choque constante de evidências empíricas permite o progresso do conhecimento. Os conflitos tendem a arrefecer com o tempo e vão sendo substituídos por querelas novas e mais interessantes. A existência de um público leigo capaz de acompanhar o desenvolvimento científico pela mídia especializada gera uma pressão adicional nessa direção. Tal qual acontece com a trama da novela favorita, todos anseiam pela reviravolta emocionante. Eis aí uma diferença concreta entre cientistas e não-cientistas: por estarem imersos nos detalhes, muitos cientistas vibram quando a teoria vigente é validada. Enquanto o público ama as revoluções, os cientistas saboreiam a solidez do conhecimento.

Um estudo publicado em 2008 foi importante exatamente por demonstrar de forma convincente o que todos já acreditavam ser verdade. Pesquisadores israelenses e norte-americanos registraram a atividade neuronal no hipocampo de pacientes submetidos a cirurgia para mapeamento de foco epiléptico. Enquanto os preparativos cirúrgicos eram realizados, os pacientes assistiam a clipes de programas de TV. Isso permitiu verificar que cada neurônio disparava mais em resposta a algum clipe específico. Após alguns minutos de interrupção da exibição audiovisual, foi requisitado aos pacientes que evocassem livremente as memórias recém-adquiridas. Os pesquisadores verificaram então que a evocação consciente de cada clipe era precedida pela ativação, cerca de 2 segundos antes, dos neurônios hipocampais especificamente excitados durante a apresentação do estímulo correspondente.

O experimento indica que a livre evocação da memória recruta os mesmos neurônios utilizados para sua aquisição. Experimentos em animais já haviam sugerido isso, mas a evidência era indireta porque animais não podem reportar verbalmente o que pensam. Certamente o resultado seria diferente se fosse investigado um intervalo de meses entre aquisição e evocação, pois as memórias migram pelo cérebro com o passar do tempo. De todo modo, ao menos no curto prazo...

Esperando Gödel

UM ASSUNTO RECORRENTE EM BATE-PAPO DE CIENTISTAS É A INCRÍVEL CORRESPONdência entre matemática e realidade. Por alguma razão misteriosa, o jogo puramente teórico de estruturas simbólicas desenvolvido no cérebro dos matemáticos frequentemente descreve, com perfeição desconcertante, a dinâmica e a organização dos eventos naturais em todas as suas esferas, tais como os observamos. Por essa razão, a maioria dos cientistas defende a posição de que a matemática é a linguagem do Universo, e nosso trabalho como cidadãos do Cosmos é decifrá-la e aplicá-la. Esse ponto de vista, na linha de Pitágoras (571 a.C.-495 a.C.), Kepler (1571-1630), Galileu (1564-1642) e Newton (1643-1727) assume que todas as relações lógicas existem a priori como leis gerais do funcionamento das coisas. Para resumir: a investigação matemática é a fronteira do conhecimento por excelência, e só através dela pode o cérebro entender o mundo. A matemática, assim, é a própria chave da criação.

Mas há uma dissidência crescente. Conspiram sociólogos, antropólogos, psicólogos, biólogos, químicos e físicos de todo o planeta. Solenes, advertem: o buraco é mais embaixo. Para eles, há menos respostas que perguntas. Questionam a ideia de que a matemática contenha as regras de funcionamento do mundo. Entendem que ela é exclusivamente o produto de um amontoado de reações químicas, distribuídas por uma malha colossal de neurônios em contato com a realidade. A tarefa desses neurônios é representar o mundo, e a matemática nada mais é do que o sistema de regras do cérebro para fazê-lo, produto do meio ambiente e da evolução. Exatamente como qualquer ramo da... biologia.

Defendem os insurgentes que a matemática nos diz mais sobre nosso cérebro do que sobre o mundo lá fora. Para eles, a matemática é apenas a chave da *nossa* criação. O mundo lá fora é muito maior do que podemos imaginar. Teoremas são apenas códigos de captação do real por uma máquina viva. Assumir que estamos prontos para captar a linguagem da Criação em si seria, portanto, uma falta de perspectiva histórica e evolutiva. O problema central da ciência para essa visão de mundo é de ordem prática: pode o cérebro entender o cérebro? Ou, nas palavras do brilhante neurocientista e mestre do bate-papo Gustavo de Oliveira Castro (1931-2001): pode o lápis escrever sobre si mesmo?

Não há respostas prontas para esse enigma, mas a inquietação atual é enorme. Sinais de fumaça foram emitidos em 1931, quando o matemático Kurt Gödel (1571-1630) demonstrou que a aritmética não é simultaneamente completa e consistente. Em outras palavras, as noções de teorema e prova nem sempre coincidem. O conceito, ilustrado com maestria por Escher, é um paradoxo a nos encarar, um claro sinal de anomalia no seio da hierarquia científica que tem a matemática em seu topo.

Mas talvez exista uma síntese possível... Afinal, o cérebro é produto da evolução e tem as leis evolutivas escritas em seu tecido. Como lei do cérebro, a matemática é por definição um caso genuíno e particular de lei da natureza. Que existe lá fora de nós, definitivamente. Será?

A casa dos espíritos

NO INÍCIO DOS MISTÉRIOS HUMANOS, OS XAMÃS SABIAM TUDO QUE HAVIA PARA saber. O conhecimento era uno, indivisível, e a realidade de pensar era amarrada pelas tripas à realidade de ser. Depois do verbo, porém, a consciência se desdobrou. Inventou-se a separação entre corpo e espírito, prevalente em tantas culturas distintas. O corpo, concreto e visível, algo genuinamente nosso, mas frágil e passageiro. O espírito, invisível e sutil, longevo e viajante, capaz de se comunicar com outros espíritos distantes no tempo e no espaço e de retornar, um dia, para perto do maior de todos os espíritos, soma de tudo que há, Deus.

O apartamento dualista entre corpo e espírito, tão aceito pelas religiões, foi atacado pela ciência com a negação da existência de quaisquer espíritos. No lugar de uma entidade exógena cujo substrato material seria algum tipo de éter, cresceu e se impôs ao longo do tempo o conceito de mente. Em vez de uma alma inteligente animando o corpo animal, seríamos apenas uma vasta coleção de processos psicológicos.

Dada a simplicidade da premissa, era de esperar que o dualismo houvesse desaparecido há tempos, desde que o Iluminismo lançou as bases do programa para exterminar Deus e as legiões de espíritos menores. Entretanto, a grande dificuldade de mapear a ponte entre mente e cérebro ressuscitou a velha ideia insidiosamente. Pesquisadores de diferentes campos passaram a professar a autonomia absoluta de suas especialidades, separando a psique das suas bases biológicas. Fracionado em feudos estanques, o problema da consciência atravessou todo o século 20 sem resposta, criando novos dualismos de fato se não de direito. Psicólogos se recusaram a pesquisar neurônios e moléculas. Bioquímicos menosprezaram conceitos como pensamento, consciência e fé. Neurobiólogos reduziram tudo ao cérebro, separando-o do corpo. Filósofos da mente derivaram sem âncora nas infinitas possibilidades da palavra. Os matemáticos — topógrafos mentais por excelência — foram morar em uma torre alta de onde não veem nem são vistos. E a literatura, em que tudo pode ser, não pode de fato nada. Nessa Babel de vozes dissonantes por várias gerações ninguém se aventurou a entender a soma das partes.

Felizmente, entretanto, os muros já começaram a ruir. Com o estabelecimento de interfaces tecnológicas e conceituais entre as disciplinas, começamos a engatinhar na direção de uma compreensão unificada do pensamento, retornando ao saber xamânico com as luzes acesas da razão. Muitas descobertas recentes provavelmente não surpreenderiam um sábio de 5 mil anos atrás. Cientistas da Universidade de Aberdeen, na Escócia, publicaram, em 2010, a descoberta de que a imaginação de atos futuros ou passados é acompanhada de pequenas, mas consistentes, inclinações para a frente ou para trás. Portanto, quando nos projetamos mentalmente no tempo, não é simplesmente o cérebro, mas o corpo inteiro que viaja. Os resultados são mais uma evidência de que as operações mentais guardam correspondência com efeitos somáticos. Parece que a mente está mesmo incorporada na matéria viva de que somos feitos. A casa dos espíritos é o próprio corpo.

A solidão do náufrago

APÓS ANOS ESCREVENDO MENSALMENTE PARA REVISTAS E JORNAIS, SENTI MEDO da repetição. Haveria tanto assunto para seguir escrevendo? Novidade que bastasse, avanço que ainda encantasse? Pois a mente é finita, e às vezes a conversa acaba por falta de assunto. Mas felizmente, graças ao deus Ciência, essa repetição é de Heráclito (540 a.C.-470 a.C.). Espirala como uma fita de DNA, para cima e avante em progresso empírico, crescendo futuro adentro. Aventura que é a ciência, seus fazedores vivem histórias de coragem e risco. Rumo ao desconhecido, atravessam o limiar entre nós e o além.

Fale com ela é o filme de Pedro Almodóvar que mostra o papel da comunicação na recuperação do paciente comatoso, o tripulante que caiu do barco e perdemos de vista no mar tempestuoso. Muitas vezes, quando sobem as ondas, ele pode ver as luzes do barco... mas nossas lanternas não o encontram na escuridão. Pode acontecer com qualquer um. Clichê da verdade torturada, da morte anunciada em que ninguém quer pensar. De que forma a aventura viva de algumas pessoas pode lançar uma boia salvadora rumo ao náufrago da consciência?

História de Mariano Sigman, um físico argentino expatriado durante a ditadura, que se tornou importante neurocientista nos Estados Unidos e na França, mas decidiu retornar a sua cidade natal, na contramão do bom senso e do conselho profissional de mentores, para investigar as bases neurais da consciência. De como criou uma armada de Brancaleone num porão do departamento de física da Universidade de Buenos Aires, cheio de jovens rebeldes medindo pensamentos.

História do ousado biólogo Tristan Bekinschtein e do experiente neurologista Facundo Manes, ambos portenhos, que se juntaram a médicos da Universidade de Cambridge, na Inglaterra, para serem os pioneiros no imageamento cerebral, sob estimulação por conversa ou leitura, de pacientes em estado vegetativo ou de consciência mínima. De como observaram a ativação de porções cerebrais relacionadas ao reconhecimento de vozes e emoções e verificaram a força estimuladora da voz da mãe do paciente, capaz de ativar o giro fusiforme que atua no reconhecimento de faces familiares. De como acompanharam o retorno paulatino do comatoso à consciência e atualmente se dedicam a replicar o caso.

História da reunião de todos esses personagens para demonstrar, na edição de outubro de 2009 do periódico *Nature*

Neuroscience, que pacientes com distúrbios da consciência são capazes de aprendizado pavloviano clássico. O experimento consistiu na associação de um tom a um sopro de ar nos olhos. Medindo a atividade eletromiográfica dos pacientes, os pesquisadores verificaram o aprendizado de uma resposta muscular após o tom, em antecipação à piscada causada pelo sopro de ar. Esta resposta se correlaciona com o grau de atrofia cortical dos pacientes e é capaz de prever seu potencial de recuperação. Trata-se, portanto, de um índice facilmente mensurável para saber quão longe se encontra o desgarrado à deriva. Agora é possível estimar o comprimento da corda que amarra a boia. É possível acompanhar os progressos heroicos da interação terapeuta-paciente. Diminui a solidão do náufrago, nasce o dia no mar alto, com o sol do deus Ciência a brilhar de esperança. Reunidos em bando consciente, macacos nus que trabalham solidariamente. É de emocionar.

Neurovida

NA PRIMEIRA PINTURA DE GENTE, MARCA DE MÃO NA PEDRA NUA, NASCIAM SAberes poderosos fundados no corpo humano. Corpo que se multiplica nas pinturas rupestres de homenzinhos ladeados na caça de antílopes, cervos e búfalos. Nas cenas primitivas da espécie se expressam, unidos, três saberes hoje distintos: a técnica da predação em bando, a fé na aventura letal e a arte que captura a atenção do observador. Há física na caça e química no cozer. Há mandinga e sugestão xamânica na preparação dos guerreiros contra o medo e muita medicina na aplicação dos unguentos. O bardo vagabundo sempre cantou às musas para os males afastar. A coevolução desses saberes humanos separou paulatinamente a eficácia científica, a motivação religiosa e a sensibilidade estética. Dos três, a mais frágil é a arte – cigana e poética.

Da representação fidedigna do mundo ao caos criativo da inconsciência, o artista opera com critérios próprios de beleza e necessidade. As imagens que sonha e concretiza traduzem a própria natureza revelada, mas não se exige que sejam verdadeiras para ninguém. Divorciada da ciência quantitativa e sistemática, completamente entregue ao juízo subjetivo do interpretante, bem perto do amor e da morte, a arte prenhe de inutilidade útil transcendeu todas as barreiras que lhe foram interpostas, até que Marcel Duchamp (1887-1968) formulou a charada capital: se qualquer objeto pode ser visto como obra, arte é tudo e nada ao mesmo tempo. Agora.

É desse avesso de raiz que brota a neuroarte, fruição sensorial e intelectual por meio da apreensão perceptual do próprio sistema nervoso. Essa abordagem se vale da forma e da função do cérebro para impactá-lo recursivamente, em um jogo rico de autorreferência orgânica. Na neuroarte as cores não são produto do acaso, mas provêm de um substrato material específico, como a presença de uma enzima, fitas de RNA de sequência particular, um osso delicado ou a atividade neural de ação néon. Valendo-se de anticorpos, ligantes e sondas, cientistas dão luz e movimento às coreografias biológicas. Imiscuem-se no minúsculo e revelam a ordem do invisível. Perscrutam a criação em seus meandros celulares, invadem o recesso cerebral até o fundo dos sulcos, trespassam circuitos, revelam conexões e desnudam enigmas.

No Brasil proliferam inquietos neuroartistas. Um dos pioneiros foi Gustavo de Oliveira Castro com seus traços a nanquim de elegância inesquecível. Estudioso da síncope elétrica e da silhueta neuronal, Norberto Cairasco faz neuroarte há décadas na Universidade de São Paulo (USP), em Ribeirão Preto. As neurocientistas Mairá Fróes e Cecília Hedin-Pereira e o artista plástico Fernando de la Rocque se juntaram na mostra "Anatomia das Paixões", apresentada na Casa da Ciência da UFRJ, centrada no aparato neural como construtor da audição.

A neuroarte religa o cientista ao artista para ressuscitar a tradição milenar da compreensão estupefata. Recruta-se cada vez mais um público amplo para olhar a rede que vê, ouvir a estrutura que escuta, sentir a malha que pensa e a trama que cogita. Ciência que imita a vida. Empírica. Rediviva.

A morada dos deuses

COM EXCEÇÃO DOS ATEUS FUNDAMENTALISTAS, A IMENSA MAIORIA DAS PESSOAS do planeta é unânime em afirmar os deuses como verdadeiros senhores do destino humano. Não transcorre um dia sequer sem que multidões se matem, lacerem, confessem, congreguem, trabalhem, sacrifiquem e curem em nome do divino. Os fiéis falam a seus deuses por meio de preces. Muitos escutam respostas, e alguns chegam a ter visões. Seria tudo isso força de expressão, invenção, besteira arrematada? Ou será que é tudo verdade?

Se é incerta a existência dos deuses como coisa real por fora, precisamos admitir sua verdade como coisa real por dentro. Os deuses evoluíram nos cérebros de nossos ancestrais por milênios como ideias de fácil replicação. Esse é o argumento central do livro *Quebrando o encanto: a religião como fenômeno natural* (ed. Globo), em que Daniel Dennett defende que as diferentes religiões sejam classificadas como benignas ou malignas conforme a tolerância reservada aos infiéis. Mas Dennett tem pouco a dizer sobre o substrato neural dos deuses.

A mais ousada contribuição já feita sobre este assunto permanece sendo *A origem da consciência no colapso da mente bicameral*, um livro revolucionário que fez seu autor, Julian Jaynes — hoje quase esquecido — ser aclamado em 1976 pelo *New York Times* como "o novo Freud". Segundo Jaynes, os deuses tiveram origem nas memórias auditivas que nossos antepassados guardavam dos chefes tribais após sua morte. Palavras de comando capazes de organizar o trabalho social mesmo na ausência do rei. Pensamentos que mesmo ocorrendo dentro do cérebro das pessoas eram percebidos como alheios, e que previam a hora certa de plantar, colher e guerrear. Com o tempo, esta separação de funções neurais teria convergido para uma consciência bicameral, na qual parte da mente opera como autômato no mundo presente, enquanto a outra dá ordens baseadas na experiência do passado e expectativa do futuro. Tal separação entre uma mentalidade imperativa e outra executora teria chegado a seu ápice no vale do Nilo, onde as vozes e imagens vividas por um único indivíduo regiam milhares de pessoas na construção de pirâmides colossais.

Numerosos cataclismas e migrações a partir de 3 mil a.C. teriam desorganizado o mundo bicameral, tornando-o menos previsível. O conhecimento divino teria então se tornado obsoleto, os deuses foram se calando, e os homens progressivamente fundiram as duas mentalidades num único ego reflexivo e projetivo. Antes tão adaptadas, pessoas que alucinam comandos auditivos foram aos poucos perdendo importância na sociedade, até serem banidas da normalidade com o nome de esquizofrênicos. Hoje, para o bem ou para o mal, o problema de quem crê nos deuses mas não escuta suas palavras é bem menor do que o do ateu que ouve vozes.

Se non è vero, è ben trovato. Jaynes propôs a primeira teoria evolutiva da consciência baseada na tradução literal de textos da Antiguidade, de Gilgamesh ao Velho Testamento, de Hamurabi a Homero. Abrange o candomblé, o pentecostalismo e a hipnose, localiza a morada dos deuses no hemisfério cerebral direito, e desde os anos 1970 aguarda testes empíricos.

A longa espera começou a acabar em 2012, quando pesquisadores argentinos na Universidade Princeton, na Universidade de Buenos Aires e no T.J. Watson Research Center da IBM, em Nova York, publicaram a primeira mensuração da quantidade de introspecção em textos históricos.

Os autores avaliaram dezenas de textos judaico-cristãos e greco-romanos desde 900 a.C. até 200 d.C., bem como textos do século 20 (n-gramas do Google). O estudo consistiu no cálculo da distância semântica média entre a palavra de referência "introspecção" e todas as palavras encontradas nestes textos. Os autores Diuk, Slezak, Raskovsky, Sigman e Cecchi utilizaram uma estratégia engenhosa, pois a palavra "introspecção" é na verdade ausente de todos os textos antigos, servindo portanto como uma sonda "invisível" para a detecção do conceito.

As distâncias semânticas foram avaliadas pelo método da "análise semântica latente", um modelo de alta-dimensionalidade em que a similitude semântica entre palavras é proporcional à sua co-ocorrência em textos com temas coerentes. A abordagem vai muito além da mera contagem da ocorrência de palavras em um conjunto de textos, permitindo realmente medir o quanto o conceito de introspecção é representado em um "sentido semântico distribuído", em sintonia com o holismo semântico dos filósofos G. Frege (1848-1925), W. Quine (1908-2000), Wittgenstein (1889-1951) e D. Davidson (1917-2003), que viria a se tornar essencial na inteligência artificial e no aprendizado de máquinas.

Os resultados foram notáveis. Em textos judaico-cristãos, o conceito de introspecção aumentou gradualmente ao longo do tempo, com uma inflexão positiva entre o Antigo e o Novo Testamentos. Em textos greco-romanos, compreendendo 53 autores de Homero a Júlio Cesar, uma dinâmica mais complexa apareceu, com o aumento do conceito de introspecção em períodos de desenvolvimento cultural, e diminuição durante os períodos de decadência cultural. Textos do século 20 mostraram aumento progressivo do conceito de introspecção com o tempo, com períodos de declínio antes e durante as duas Guerras Mundiais. Como Jaynes teria previsto, ascensão e queda de sociedades inteiras parecem ser acompanhadas por aumentos e diminuições na introspecção, respectivamente.

O estudo de Diuk e colaboradores mostra que a evolução da vida mental pode ser quantificada a partir do registro cultural, abrindo uma nova e ampla arena para testar as hipóteses de Jaynes. Embora seja impossível provar que as pessoas da Antiguidade "ouviam" as vozes dos deuses, os resultados apontam novas formas de estudar textos históricos e contemporâneos. Em particular, a sondagem de textos antigos com palavras como "sonho", "deus" e "alucinação" apresenta um grande potencial para testar conceitos Jaynesianos.

O estudo também reforça a noção de que a consciência é uma construção social em fluxo constante. Nas palavras de Guillermo Cecchi, co-autor do artigo, "não são apenas os *trending topics*, mas todo o aparato cognitivo que muda ao longo do tempo, indicando que a cultura coevolui com os estados cognitivos disponíveis. O que é socialmente considerado como disfunção pode agora ser testado de uma forma mais quantitativa". De fato, mais e mais as ferramentas da ciência da computação vêm sendo aplicadas à psicologia e à psiquiatria. Em colaboração com a psiquiatra Natália Mota e o físico Mauro Copelli, venho demonstrando nos últimos anos que a análise matemática da estrutura do discurso de pacientes psicóticos permite o diagnóstico diferencial de esquizofrenia e transtorno bipolar. Atualmente investigamos, com a mestranda Sylvia Pinheiro, do Programa de Neurociências da UFRN, se características estruturais típicas do discurso de psicóticos também ocorrem em textos da Antiguidade.

Nesse início de século 21, a quantificação precisa do comportamento humano e seus produtos – incluindo textos –, bem como a disponibilidade de dados massivos (*big data*), criam novas e estimulantes oportunidades para a pesquisa em neurociência. Por exemplo, há agora muito mais ferramentas para estudar a interação entre linguagem, alfabetização, introspecção e lateralização hemisférica. O estudo de Diuk e colaboradores abre caminhos especialmente úteis para o recente *boom* nas técnicas de decodificação da atividade neural, através das quais conceitos abstratos podem ser medidos diretamente. O grupo de pesquisa liderado por Jack Gallant, na Universidade da Califórnia, em Berkeley, demonstrou, em 2013, que representações semânticas no córtex cerebral são distorcidas pela atenção de uma forma holística, à la Frege.

Mais especulativamente, o estudo de Diuk e colaboradores sugere a necessidade de uma relação ainda mais íntima entre a inteligência artificial e a neurociência, pois permite considerar a inteligência artificial como uma ferramenta para compreender a articulação entre cérebro e mente, e não apenas como uma útil imitação da mente. Dada a complexidade do cérebro, esta talvez seja a melhor forma de avançar. Sem um modo objetivo de modelar e quantificar os significados das palavras e dos pensamentos, nenhuma compreensão profunda da mente será possível. O advento da arqueologia mental quantitativa é mais do que bem-vindo. Quem sabe nos permita, afinal, adentrar a morada dos deuses.

O amor-máquina
(Entrevista com Guillermo Cecchi)

A CRIAÇÃO DA MÁQUINA PENSANTE É UM DESEJO ANTIGO E DE DIFÍCIL VERIFICAção. Em 1950, o matemático britânico Allan Turing postulou um critério que se tornou clássico: para afirmar que uma máquina pensa, bastaria que fosse capaz de enganar um interlocutor humano num jogo de perguntas e respostas livres. Apesar de simples, o teste de Turing não é nada trivial. Em 1991 foi criado o prêmio Loebner, que oferece 100 mil dólares ao autor do primeiro programa de computador capaz de passar no teste. Em janeiro de 2006, entrevistei o pesquisador Guillermo Cecchi, do T. J. Watson Research Center da IBM, em Nova York, sobre o desafio e as estratégias para criar uma máquina consciente.

O que falta para chegarmos a uma verdadeira simulação do cérebro?

Há obstáculos computacionais, experimentais e teóricos. Estamos perto de superar os dois primeiros. Há vários esforços para ultrapassar o processamento de peta-flops, *o que é equivalente a dez operações* floating-point *por milissegundo por neurônio artificial. A barreira experimental é enorme e menos nítida que a computacional, mas avançamos vertiginosamente nos últimos vinte anos, com o desenvolvimento da ressonância magnética anatômica e funcional, tomografia de emissão de pósitrons, magnetoencefalografia, eletroencefalografia de alta densidade, o registro neuronal múltiplo, a revolução genômica e o crescimento exponencial do poder computacional que alavanca todas essas técnicas. O grande problema, na minha opinião, é a barreira teórica. Há muito mais dados disponíveis que capacidade para "digeri-los". Falta-nos uma teoria global do cérebro. Nem falo de uma teoria formal matematicamente precisa, e sim da demarcação de um conjunto mínimo de princípios coerentes entre si. Não se trata de um problema exclusivo dos matemáticos e teóricos, ao contrário: é preciso um esforço conjunto de toda a comunidade neurocientífica.*

Quais são as principais estratégias atualmente em curso?

Há vários projetos para incorporar a computação de alta performance às neurociências, mapeando modelos neuronais sofisticados em plataformas paralelas. O projeto Blue Brain, *no qual estou envolvido, é um dos mais ambiciosos. O objetivo é simular com o máximo de detalhes a coluna cortical, da ordem de 10 mil neurônios, utilizando o supercomputador Blue Gene da IBM. Iniciado por Henry Markram, na Escola Federal Politécnica de Lausanne, Suíça, o projeto utiliza atualmente a nona máquina mais rápida do mundo, e se vale da imensa riqueza de dados experimentais sobre a distribuição de tipos celulares, canais, padrões de conectividade etc, coletados por Markram e seus colegas. E precisamos realizar o esforço teórico de entender como as diferentes partes do cérebro interagem para gerar suas funções mais complexas. Compreender o que partes específicas do cérebro fazem é fundamental, mas apenas se pusermos esse conhecimento no contexto de um sistema integrado. Qualquer modelo minimamente aceitável do cérebro precisa conceitualizar gânglios da base, cerebelo, tálamo, hipocampo, amígdala,* locus ceruleus *e não apenas o córtex.*

Qual é a importância atual do teste de Turing?

Não podemos discutir consciência sem passar pelo problema da subjetividade. Há duas questões diferentes. A primeira é se podemos entender a experiência subjetiva de ser consciente. É uma questão difícil dentro da tradição científica ocidental, porque o paradigma hegemônico é a distinção entre sujeito e objeto. Não consideramos muito lícita a investigação introspectiva do eu, a despeito das conquistas da psicanálise e da escola fenomenológica de Husserl e Heidegger. Não que isso seja necessariamente errado. Do ponto de vista freudiano, eu poderia até argumentar que a presença inevitável da negação inconsciente invalida o uso de qualquer registro subjetivo. Então vamos concordar por um momento que seja impossível transferir a experiência pessoal de um sujeito para outro, que exista um muro intransponível e que nunca serei capaz de sentir o que significa "ser um morcego", como no famoso exemplo de T. Nagel. Digamos que este problema "1" seja insolúvel, de certo modo o último refúgio do livre-arbítrio. Mas isso não significa que não possamos estudar a consciência com nosso paradigma atual, descrevendo a experiência humana em termos da atividade neural. É aí que regressamos a Turing, pois ele reconheceu essa distinção e concluiu que devemos nos ater ao problema "2": se a máquina age como ser humano, então é humana.

Quanto tempo falta para chegarmos a uma máquina consciente?

Não se trata de implementar simulações cerebrais mais rápidas e poderosas. A consciência não é apenas uma propriedade emergente de circuitos neuronais muito extensos. Ao contrário, temos evidência de que áreas e mecanismos específicos estão envolvidos. Ou seja, trata-se de um problema qualitativo mais que quantitativo. Simulações em grande escala nos ajudarão a colocar todas as peças do quebra-cabeça juntas, mas ainda assim dependemos de um salto conceitual que não tem hora marcada para acontecer. Precisamos nos mover na direção correta, repito. Alguns investigadores tentaram fazer isto, incluindo Gerald Edelman, nos Estados Unidos, e Kawato e Doja, no Japão. Mas existe outra direção que pode tornar o problema "1" ainda mais controverso. Os estudos sobre interfaces cérebro-máquina indicam um futuro em que experiências alheias – como a de um morcego, por exemplo – poderão ser "carregadas" em nossos próprios sistemas, como antevisto na ficção científica de Philip K. Dick e William Gibson e no filme Matrix. *Essa possibilidade parece tão repugnante quanto fascinante, pois não parece haver limites para nossa necessidade de compartilhar experiências, sejam elas virtuais ou não. Talvez isso derive das pressões seletivas a favor da compaixão, da necessidade de sentir a dor de nosso semelhante como nossa. Meu computador de bolso me vence facilmente no xadrez, mas tem um desempenho pífio na adaptação a situações novas, que qualquer animal resolve cotidianamente. Se realmente tivermos sucesso em criar sistemas inteligentes, teremos uma ferramenta absolutamente revolucionária para interagir com as pessoas. Eu não me importaria se minha enfermeira eletrônica fosse fraca em xadrez e aritmética, mas adoraria se "ela" pudesse compreender meus estados emocionais.*

O amor seria então o supremo teste de Turing?

De certa forma, sim. E com certeza nos deixaríamos enganar. Caramba, as pessoas se afeiçoam a peixes num aquário! Para ser menos poético, o teste definitivo de humanidade é a capacidade de interagir com outras pessoas, de navegar a densa selva de razão e emoção que encontramos no cerne de qualquer relação humana. Poderemos um dia construir uma máquina capaz de seduzir uma mulher — já que os homens são comparativamente fáceis? Este seria um teste de Turing bem difícil de passar.

Pedaço de mim

A CADA ANO, MILHÕES DE PESSOAS PASSAM PELA EXPERIÊNCIA DA PERDA TRAUmática de uma extremidade corporal. Frequentemente, as penas psicológicas e sociais da amputação vêm acompanhadas de uma dor mais bruta, fruto da percepção fantasmagórica do pedaço perdido, mão ou pé ausente doendo em pesadelos de sono e vigília. Pulsando, queimando ou coçando, o membro fantasma reclama da incompletude do mutilado. Um corpo que já não se representa como é, e sim como foi.

Decepado de forma acidental, o membro leva consigo terminais nervosos que não se reconstituem no coto. Disso resulta o desequilíbrio de vastos circuitos neurais que cartografam a interface com o ambiente, chegando até o âmago do sistema nervoso. As regiões cerebrais correspondentes ao membro amputado são invadidas e loteadas por representações vizinhas, num processo que pune a falta de atividade neural com a inexorável substituição de sinapses e células. Tal plasticidade remapeia a relação do corpo com o mundo, provocando a sensação fantasma. Um poeta diria que o cérebro transforma em dor a saudade do pedaço que perdeu. Será possível reverter esse processo?

Um estudo de pacientes biamputados submetidos a transplantes de ambas as mãos mostrou, em 2004, que o cérebro é capaz de se reorganizar topograficamente mesmo após vários anos de amputação. A equipe franco-brasileira, liderada por Cláudia Vargas, da UFRJ, e Angela Sirigu, do Centro de Neurociência Cognitiva de Lyon, na França, utilizou a estimulação magnética transcraniana para verificar a relação entre ativação do córtex motor do paciente e respostas evocadas em músculos específicos das mãos transplantadas.

Os experimentos demonstraram que os músculos recém-transplantados foram adequadamente reinervados e integrados ao córtex motor do paciente após muitos meses de treinamento intenso. Nesse ínterim, os pacientes se tornaram capazes de utilizar seus novos dedos de forma independente, permitindo a realização de tarefas motoras que exigem precisão, como discar números ao telefone ou manipular chaves de fenda. O progressivo ganho de controle do movimento foi acompanhado do desaparecimento paulatino da sensação fantasma.

Os resultados são extremamente animadores do ponto de vista clínico, pois indicam que o córtex cerebral, anos depois da drástica modificação induzida pela amputação, continua capaz de plasticidade plena. Os membros doados são efetivamente reconhecidos como próprios, restaurando a representação completa do corpo e eliminando erros de interpretação sensorial que provocam incômodo. A incorporação harmônica de uma parte alheia devolve ao paciente sua função original, fundindo duas pessoas num corpo novo e maravilhoso. Nada se perde e tudo se transforma num milagre da cirurgia e da reabilitação em que o pedaço afastado renasce útil, matando a saudade do corpo exilado de si. Regressam os sinais, recria-se o mapa, segue refeita a vida.

Estranha forma de vida

É DA INFÂNCIA QUE EMANA A MAIS PROFUNDA FILOSOFIA, QUANDO A CRIANÇA FORmula como se fossem novas as perguntas mais antigas da espécie. Nunca nos esquecemos da primeira vez que experimentamos o verdadeiro assombro com o infinito. Meninos e meninas são fascinados com a dúvida sobre o que existe depois do depois do depois, magicamente envolvidos pela ideia de não estarmos sozinhos no Universo. Mas a gente cresce... Com o tempo nos acostumamos à falta de respostas. Surgem mistérios mais prosaicos, enigmas desse planeta mesmo. Vem a adolescência, volta-se a atenção para o próprio umbigo e para os alheios, e daí o amor, o trabalho e o relógio.

Enquanto isso, lá em cima, os corpos celestes seguem brilhando para os que nascerão, e também para uns poucos e renitentes adultos, curiosos que por diploma e inclinação chamamos de astrônomos, astrofísicos e astrobiólogos. Logo após seu início, em 1958, a agência de pesquisa espacial dos Estados Unidos (Nasa) criou um programa de astrobiologia. Iniciou-se a caçada à vida em planetas parecidos com o nosso, onde a presença de carbono, água e energia solar pudesse sustentar a vida tal como a conhecemos. Em 2004, após sete anos de viagem, entrou em órbita ao redor de Saturno a sonda Cassini. As observações das luas de Saturno indicaram que uma delas, chamada Encélado, possui água em abundância. Em 2009, cientistas europeus confirmaram que Encélado de fato possui um oceano oculto de água salgada em seu polo sul, com reservatórios líquidos superficiais que alimentam enormes gêiseres de vapor, gás e partículas de gelo. Encélado também possui moléculas orgânicas. Haverá vida extraterrestre em nosso próprio Sistema Solar?

O roteiro dessa busca por companhia parece previsível. É possível que Encélado possua microrganismos, cujo estudo permitiria compreender bem melhor como se deu o surgimento da vida no planeta Terra. Seria uma revolução para os astrobiólogos, mas ainda assim o achado frustraria os leigos. Não há nada que indique a existência, em nosso sistema solar, de complexas civilizações. Dada a enorme distância de outros planetas candidatos a abrigar a vida, estamos provavelmente condenados à solidão universal. A não ser que... nossas previsões estejam completamente erradas. Por que haveria a vida de se desenvolver em Encélado tal como se desenvolveu aqui? No filme *Solaris*, de Andrei Tarkovsky (1972), cientistas de uma estação espacial orbitando um planeta líquido descobrem com espanto que seus pensamentos interagem com o próprio planeta, que de alguma forma parece ser não apenas vivo, mas consciente.

Tudo é possível, mas aqui na Terra o buraco é mais embaixo. Se pisamos em nossa única Lua há mais de 40 anos, há muito tempo não voltamos lá nem enviamos missão tripulada a qualquer outro lugar. O que temos de bom para levar a outros planetas? O filme *Jornada nas estrelas* fez 250 milhões de dólares na bilheteria, mas ainda não resolvemos os problemas básicos de pão, teto e paz. Parafraseando o poeta russo Vladimir Maiakóvski: "Primeiro é preciso transformar a vida, para propagá-la em seguida."

Olhando para dentro

O LIMIAR DO NOVO MILÊNIO ASSISTE AO ENCONTRO DE TRÊS TRADIÇÕES DISTINTAS de investigação da consciência. Duas delas, a biologia e a psicologia, são monistas, isto é, sustentam a unicidade entre corpo e mente. Como bem assinala o físico Sérgio Mascarenhas, da USP de São Carlos – um dos mais importantes e audazes pesquisadores brasileiros –, as ciências monistas diferem, sobretudo, no foco. Enquanto a "desalmada" biologia avança sobre o cérebro sem explicar a subjetividade mental, a "descerebrada" psicologia aborda o fenômeno mental de forma racionalista mas não mecanicista, deixando o cérebro fora do debate.

A terceira vertente é metafísica. Desafiando o monismo radical da biologia e o monismo *light* da psicologia, o dualismo reúne todas as inúmeras religiões que afirmam a existência extracorpórea do espírito, sutil energia pensante. Quanto ao número de seguidores, o dualismo sempre foi hegemônico. O racionalismo cresceu muito nos últimos séculos, através do método experimental quantitativo e objetivo. Mesmo assim, a ciência monista continua incapaz de formular uma convincente teoria da consciência.

Diante do impasse, suspeita-se que o postulado cartesiano da separação entre sujeito e objeto simplesmente não serve para o estudo da mente. Para compreender a consciência, o pesquisador terá primeiro que entender a sua própria. A ideia da autopesquisa como único método satisfatório é bizarra para o biólogo tradicional, seja o colecionador de insetos alfinetados, seja o alquimista de prodigiosas macromoléculas. Mas soa muito natural tanto para o psicólogo quanto para o metafísico. Na psicanálise, a autopesquisa é condição obrigatória de formação do terapeuta. Quanto às religiões, o que são a meditação, a prece e o transe senão um divino contato consigo?

Um dos pioneiros da autopesquisa é o chileno Humberto Maturana, criador de um pensamento neurocientífico de grande originalidade e abrangência. Em 1968, publicou um artigo sobre visão a cores em que os experimentos eram realizados pelo próprio leitor, utilizando transparências sobrepostas e um retroprojetor. A viabilidade do experimento decorre do fato de que a visão é facilmente acessada pelo eu consciente. Já a consciência dos órgãos internos foi tratada ao longo dos séculos apenas por disciplinas metafísicas, como o ioga e o Chi-Kun. Experimentos de *neurofeedback*, em que o participante controla a própria atividade cerebral, são realizados há décadas. O domínio consciente de variáveis fisiológicas como a temperatura do corpo foi reconhecido pela ciência há mais de 30 anos.

A autopesquisa neural avança sobre os desconhecidos recessos da mente. Para não se perder na escuridão, precisa munir-se do método experimental, da rigorosa quantificação dos fenômenos auto-observados, e do princípio da descrença tão bem formulado pelo médico e médium Waldo Vieira: "Não acredite em nada. Tenha suas próprias experiências." A batalha final entre monismo e dualismo se aproxima. Oxalá desse confronto advenha um sereno entendimento do Ser.

Tempos heréticos

O DEBATE PARAPSICOLÓGICO FOI INTENSO NOS PRIMÓRDIOS DA PSIQUIATRIA, E PARte do conflito entre Sigmund Freud e Gustav Jung dizia respeito justamente ao misticismo do segundo. Nos anos 1920, o alemão Hans Berger inventou a eletroencefalografia no afã de pesquisar a telepatia. Durante a Guerra Fria, americanos e soviéticos disputaram a liderança parapsicológica. As universidades Stanford, Duke e Princeton desenvolveram célebres programas de pesquisa sobre supostas capacidades mentais sem mediação sensorial conhecida, tais como a clarividência (obtenção de informação remota), psicocinese (influência mental sobre eventos remotos) e pré-cognição (alerta sobre eventos futuros). A orientação magnética, tradicionalmente estudada no âmbito da parapsicologia, foi validada em pássaros e peixes. Entretanto, a partir dos anos 1980, os principais pilares parapsicológicos foram desacreditados por experimentos mais bem controlados, até que o interesse por esse tipo de pesquisa morreu. Não passava de bobagem.

Esse consenso foi posto em xeque, em 2011, por um artigo de Daryl Bem, respeitado professor de psicologia da Universidade Cornell. Cerca de mil voluntários realizaram nove testes psicológicos padrão, porém com uma inversão na sequência de eventos, de modo que as causas se transformavam nos efeitos. Num dos testes, por exemplo, os voluntários viam duas cortinas virtuais na tela de um computador e eram avisados de que uma delas ocultava uma imagem, enquanto a outra não cobria nada. Em seguida, pedia-se que tentassem descobrir onde estava a imagem escondida. Após a escolha, um gerador de números aleatórios (GNA) definia qual cortina deveria conter a imagem, e só então o resultado surgia. Em algumas sessões foi usado um pseudo-GNA, caracterizado por uma sequência predeterminada de números gerados por um único número aleatório inicial. Em outras sessões os pesquisadores utilizaram um GNA verdadeiro, capaz de gerar independentemente um número aleatório a cada rodada.

Após muitas repetições, verificou-se que a taxa de acertos das imagens foi de quase 54%, mais do que o esperado se a escolha fosse apenas por acaso. Curiosamente, os resultados foram verificados tanto para o pseudo-GNA quanto para o GNA verdadeiro. Se apenas o primeiro tivesse funcionado, os resultados poderiam ser interpretados como clarividência. Por outro lado, se apenas o GNA verdadeiro mostrasse resultados, seria possível explicá-los por psicocinese. Como ambos deram resultados parecidos, o Dr. Bem concluiu tratar-se de um caso de pré-cognição.

A razão de tanto auê é que os achados, se confirmados, demandariam uma nova física. Apesar de todos os efeitos detectados serem pequenos, é possível que revelassem a ponta do iceberg retrocognitivo. E se o tempo fosse mesmo reversível? Será que a psicologia revolucionaria a física? Quem viver... viu?

Estatisticamente persuasivo, o artigo sobre lembranças do futuro provocou reações iradas e não foi corroborado por estudos subsequentes publicados no mesmo periódico. Se os mais irritados vaticinam fim de carreira para Bem, alguns ainda esperam que ele venha a público revelar um trote.

Magia branca

— Hola amiga.
— *Hola.*
— Te puedo hablar?
— *Sí, como no.*
— Usted es de acá?
— *Sí.*
— Y has siempre vivido aqui?
— *No.*
— Adonde más hás habitado?
— *Yo vivo en toda parte.*

— Entiendo.
— *Y usted, que hace?*
— Yo estoy de paso. Buscando.
— *Y que buscas?*
— No lo sé.
— *Comprendo.*
— Y que me dices?
— *Nada, pues.*
— Pero como, nada?
— *Y que te voy a decir? Si no lo sabes tu...*
— Bueno, usted es más entrada de años.
— *Maior é Deus.*
— Você fala português?
— *Falo. E pelo jeito você é brasileiro.*
— Sou. Você é de onde?
— *Eu nasci no Uruguai.*
— Sério? Mas você não tem sotaque nenhum.
— *Muitas vezes o importante não é a forma, mas o conteúdo.*
— Assim dizem, pode crer... Qual é o seu nome?
— *Sabina. E o seu?*
— Paulo.
— *E o que você faz em Antofagasta?*
— O mesmo que você: vendo artesanato, toco música pros passantes, e junto uma grana no fim do dia.
— *Pois eu não faço nada disso.*
— E estas coisas espalhadas no feltro?
— *Não estão à venda. Eu faço pra me divertir.*
— E onde guarda o que já fez?
— *Eu dou de presente.*
— Interessante. Você é rica?

— *Tenho inúmeros amigos que me acolhem em todos os continentes.*

— E a senhora é mestre em quê?

— *Em nada. Eu não sei nada, eles é que me dão nomes.*

— Mas alguma coisa a senhora há de saber melhor que ninguém, pois não haviam de lhe distinguir se não fosse por mérito.

— *Assim dizem.*

— Pode crer. O que é que as pessoas dizem da senhora?

— *Que eu sou feiticeira.*

— A senhora entende de magia?

— *Depende do que você chama de magia.*

— Pode crer... E o que a senhora chama de magia?

— *Nada.*

— Como nada?

— *Nada.*

— Mas a senhora tem algum poder mágico?

— *Como assim?*

— Sei lá... poderes sobrenaturais?

— *Não. Só poderes naturais.*

VII • *A capoeira*

Passagem

PASSAR BEM, PASSAR MAL, TUDO NA VIDA É PASSAR. DEGRAUS DE TERRA, BARranco, capim-santo lavado de chuva, toco, tufo e raiz. Em cima, a casa do balaieiro.

— *Ô de casa! É o Giuliano das docas, seu Dendê!*

Saiu pela varandinha cheia de samambaias abotoando uma camisa folgada e arrastando o chinelo de chagrin. Era um preto pequeno e magro, pela carapinha mais de setenta.

— *Que é que ocê tá fazendo nessa altura?*

— *Preciso muito falar com o signore.*

— *Como é que lhe deixaram subir?*

— *Caso de vida ou morte.*

— *Pois então fale logo que meu tempo é pouco.*

— *Tão me caçando.*

— *Por quê?*

— *Tava lá em casa, sem pensar nem imaginar, quando ouvi bater na porta, vieram me chamar.*

— *E que é que tu fez pra irem atrás do teu destino?*

— *Sangrei o Cristóvão da padaria.*

— *Feriu ou matou?*

— *Matei.*

— *Não tem reparo não, tá feito.*

— *Ontem vieram me pegar. Não fosse uns moleque que eu botei na espia. Assoviaram e escapei pelo telhado.*

— *E o que é que eu tenho com isso?*

— *Aqui os portuga não vem. Qualquer outro morro eles pode até subir, mas aqui não, nem polícia não sobe aqui pra me apanhar. Deixa eu ficar.*

— *Não.*

— *Eles vão me enterrar de cabeça pra baixo no mangue.*

— *Não!*

— *Me deixa morar aqui, seu Dendê!*

— *Vai teimar comigo?!?*

— *Todo mundo sabe que eu sou direito...*

— *Mas tu matou um homem, fio. Para de chorar.*

— *Aquilo era um bosta! Ninguém vai dar falta.*

— *Ocê não pode ficar.*

— *Se o* signore *deixar eu posso.*

— *Mas eu não mando aqui.*

— *Eu sei.*

— *Aié? E quem é que manda?*

— *Quem manda é Setecaminhos.*

— *Ocê conhece ele?*

— *Conheço.*

— *E o que é que ele te disse?*

— *Ele deixa se o signore deixar.*

— *Meu fio, meu fio... Ocê nem bem aportou e já tá jurado pra cova. Vá simbora o quanto antes, aqui ocê não dura. Vá colhê café no vale.*

— *Io sono di Napoli. Meu lugar é na estiva. No cais o dinheiro corre.*

— *E que dinheiro que tu viu correr, carregando saco?*

— *Tô falando das apostas.*

— *E ocê aposta?*

— *Não, o povo é que aposta em mim.*

— *Ocê faz desafio?*

— *Faço.*

— *Mas se tu é lutador de verdade, como é que tu vai correr da briga?*

— *O sangue da minha barba tá lavado. Essa guerra eu passo.*

— *Pra ficar ocê vai ter que guerrear.*

— *Vou não, Setecaminhos falou que o signore é quem decide.*

— *Tu nunca se olhou no espelho, criatura?! Aqui todo mundo é africano, olha pra tua cara!*

— *Ele falou que se o signore deixar, ele deixa.*

— *Ah é? Ele deixa? Pode ir então, meu fio. Passar bem: tá deixado. Eu quero ver é Candongueiro deixar. E o Unha-preta. O Seriguela. O Tio Peitica.*

— *Que é isso, Mestre?*

— *O Perebela, o Cocô-de-santo, o Pai-dos-outros... esse aí até pode deixar, mas o Pescocinho? O Sanhaço? O Amotinado? Tu tá doido, Juliano? Tu vai ter que brigar e é com o morro inteiro! Ocê quer ficar? Eu deixo. Se for por mim, esteja em casa.*

Lei da pimenta

BATEU A PORTA E ENTROU PARA DENTRO DO BARRACO. A ENCOSTA VERDE E O SOL queimando, marzão azul como Capri, as montanhas lá longe apontando pro céu. Daqui de cima a cidade é preciosa, com seus quintais imensos e o burburinho incessante. Mas lá na lama podre quem te matou espera pra matar de novo. Não vão fazer comigo o que fizeram com você, meu amor. É o crime mais triste. Eu sei que você quer que eu fuja. Buenos Aires, eu sei. Mas isso eu não tenho coragem nunca mais. Não fui contigo, agora não tem mais jeito.

Lá longe, na baía, 12 cargueiros fundeados esperando pra atracar no cais formigando de gente. Na varanda o balaio inacabado e o silêncio denso da tarde. Me assusto com uma rajada de vento descendo a encosta, tão forte que rasga as folhas das bananeiras. Com a ventania entra uma nuvem carregada. Penso no breu da noite e sinto um calafrio. Quando é que eu vou poder dormir em paz? Ajoelho, puxo a medalha da Santa e rezo baixinho... Súbito a porta se abre e seu Dendê volta trazendo uma faca. Senta e começa a sacar lascas de bambu.

— É, tá danado... Meu fio tá fraquinho, fraquinho... Qualquer um que pise, meu fio acaba. É *matá ou morrê, isso é que é... mas também tem o seguinte, isso ninguém pode negá: se meu fio arresisti, depois ninguém dirriba meu fio. Isso é...*

—???

— *Tô lhe dizendo: se levantá, não cai mais...*

—???

— *Olha, tá bão, viu? Não devia não, mas ocê tá com a justiça. Vou lhe ajudá. Põe tua rede lá detrás dos bambu, paga um semanal, e espera a poeira assentá.*

— Muito obrigado, Mestre!

— *Deixe disso, que eu não sou padre pra suncê beijá minha mão. Levanta. Cumpra as suas obrigação que isso me basta de agradecimento.*

— Capisco.

— O quê?

— Entendi.

— *Então é isso. Ali atrás ninguém lhe vê. É bom também porque é mais fresco. Mas olho nas cobra, viu? Cuide de levar seu lampião pra não pisá nas bichinha.*

— Muito obrigado.

— *E pode apanhá aquele balaio ali, ó... leva pra botá tuas coisa.*

— Deus te abençoe, Mestre.

— *O semanal é mil réis.*

— Tá aqui. Duas semanas adiantado.

— Deixa eu ver aqui... uhum... tá certo... Olhe, escute bem o que eu vou lhe dizê: pela manhã ocê saia cedinho direto para seu ofício, e não pare por nada, viu? Não fique de conversinha, e nem olhe dentro do olho de ninguém. Tá me entendendo?

— Sim signore.

— Veja bem. Ocê tá como o passarinho novo que caiu do ninho, viu? Na mata escura. Não pia nem faz baruio.

— Pode deixar.

— Ocê não esqueça a sua situação, menino! Se faça de sonso, negaceie, evite esquina. E mantenha o respeito com as moça. De tardinha quando o serviço acabá ocê vem direto pra cá, fazê treino de luta. Eu lhe ensino umas coisa, a gente ceia e depois ocê entoca até a hora de ir trabaiá.

— Sim.

— E vê se reza pras tuas proteção.

— Vou rezar.

— Cada esquina é uma esquina...

— Estou entendendo.

— ... e panha isso aqui, ó...

— O que é isso, Mestre?

— É pimenta, meu fio. Põe no bolso.

Na subida nenhum santo ajuda

SALTEI AO PÉ DO MORRO E VIM SUBINDO APRESSADO PRA NÃO ATRASAR COM SEU Dendê. Assoviei uma música que Don Guido tocava no realejo, dizia que era de Verdi. Naquela época eu quis ser cantor de ópera, mas na Sardenha não tem ópera. Se eu tivesse nascido em Milano não tinha embarcado pro Brasile...Ai!!! Levei uma pedrada na testa.

— *Desce que tu não mora aqui.*
— *Tá maluco, moleque?*
— *Eu não sou moleque.*
— *Ai!*
— *Desce senão eu te quebro.*
— *Que é isso, moleque?*
— *Moleque é tu!*
— *Cala a boca, moleque!*
— *Manhê, me chamou de moleque!*

TacTacTacTacTacTac! Nunca vi tanta janela abrindo ao mesmo tempo. Até lá em cima na curva tinha uma preta olhando a minha arrelia com o menino.

— *Larga de coisa, Ismael! Deixa o moço.*

No que busco a voz da razão, vem o moleque e "pou!": manda uma bicuda na minha canela: Ai! E quem disse que parou aí? Vup-vup-vup, e tome porrada! Foi tão rápido que perdi o equilíbrio, escorreguei e rolei ladeira abaixo até parar num arbusto.

— *Conheceu, papudo? Se lanhou todo! Agora some daqui e não volta mais.*

Nessa altura já tinha era muita gente apreciando, a rua inteira de portas abertas, menos a mãe do menino, que fechou a janela. E eu ali... Levantei, bati a poeira, a calça rasgada e vermelha, olhei pra cima. O bambuzal do seu Dendê lá longe, pequeno, miudo, a tarde ficando escura. Muito papagaio fazendo revoada, sagui pulando daqui pra ali. O povo olhando.

Encarei o menino. Uns 8, 9 anos,10 no máximo. Retinto. Brabo que nem o cão.

— *Me deixa passar.*

— *É surdo, é? Pode ir descendo que aqui tu não passa. Rruórrrcusp! Aí ó, se tu passar desse cuspe eu te quebro.*

Tentei correr mas levei um chute seco no joelho, tropecei e caí no chão. Moleque desgraçado, tu vai ver: dei um passo pra trás, ele partiu na minha direção, estiquei as pernas, pulei e caí de cócoras lá do outro lado, mas no que ia endireitar o passo levei um pontapé por trás, de baixo pra cima. Ah!! Dor filha da puta nos bagos... Caí encolhido com os olhos cheios de lágrimas e poeira, rolei pela ribanceira e ouvi as troças da molecada se ajuntando...

Olhei pra cima e vi meu adversário olhando feio do alto do barranco. Escarrou de novo, em cima de mim. Levantei e comecei a subir. Ele chutou umas pedras, abaixei a cabeça e avancei, ele também avançou, foi chegando perto e eu acelerei, ele balançou pra um lado como se fosse me deixar passar e bei! meteu o pé nas minhas costelas, fiz uma careta e negaceei, balancei num círculo e entrei pelo outro lado. Ele ligeiro preparou a outra pernada e aí sim: inverti o movimento, rodopiei por baixo do chute dele, mandei os braços pro chão e subi as pernas: girei no ar e passei por cima. Disparei carreira até o bambuzal, o menino de pernas curtas ficou pra trás. Porca miséria!

— *Atrasou por quê?*

— *Nada não, o bonde quebrou.*

— *Ocê toma cuidado, Juliano. Pisa no chão devagar.*

— *Eu sei.*

— *Sabe nada. Tem que balançar, fio. Senão apanha mesmo.*

— *Assim, ó.*

— *Ai, Mestre!*
— *Assim. Tá vendo?*
— *Ai!*
— *Assim, ó. Balança. A mão na frente é pra tirar os golpe. Vai.*
— *Ai! Ai! Ai!*

Passeio público

PASSEI AO SONO COM A LUA ALTA NO CÉU E AS PERNAS DORMIDAS DE TANTO treinar. Acordei no breu completo imaginando luta, a galaiada cantando e a sapaiada chiando, sereno fresco e as luzinhas luzindo embaixo. Foi como se não houvesse descanso. Ai, seu Dendê danado, que dor nas pernas desgraçada! Passa-perna, perna-passa... Hora de trabalhar.

Escolhi um monte de folha e soltei um mijo forte. Barulho de folha e jato e espuma e gota e bicho e gente. Bocejei, pus a camisa e saí.

— *Café, Juliano?*
— *Grazie, seu Dendê.*

O trabalho às vezes estica, mas quando é bastante passa rápido. Tinha uma carga sem tamanho dos Ingleses pra baixar, arcas de madeira, móveis pesados e um piano de cauda. E isso era só a boca do porão. Foi tanta caixa e saco que, quando vi, o sol e a carga já estavam no chão. Formigueiro de gente sem descanso, porto, bonde e ladeira. A cidade fica bonita no fim de tarde, o calorão diminui e o povo começa a cantar. Eu acho lindo quando a encosta toda vai se incandescendo de querosene em cada casinha, daí a pouco é tudo um vermelho azurro, a brisa se espalha e leva as vozes da enorme multidão recolhida. Na subida do morro eu parecia um fantasma, o povo passava sem me olhar. Não olhei ninguém, subi direto pra casa do balaieiro.

E assim por três dias: estiva, angu e esquiva. No cais os camaradas também me evitavam como se fosse assombração. A história das mortes correu rápido, e não tinha quem não me olhasse com assombro, todo mundo esperando que os galegos viessem me buscar. Ou então a polícia.

Cada dia que passava era um alívio. Em porto que atraca navio grande, barbaridade é o comum de todo dia. Depois de um tempo o assunto mudou e me esqueceram. Pra evitar problemas contratei um descarrego de pano quase no final da rampa. Muito peso e pouca paga, mas bem afastado do mercado.

Perigo mesmo era circular nas ruas, o risco de ser avistado, caçado e sangrado. Muito cuidado principalmente na volta, ao cruzar o Passeio Público. As sombras pontudas dos obeliscos talvez ocultassem facas e navalhas. Um dia inteiro na doca passava mais rápido do que essa caminhada escura. Mas as esculturas do Mestre Valentim nunca se mexeram, a cada noite cheguei ileso ao fim do Passeio. E daí sem olhar para trás até o morro, onde o lavoro cantava.

Seu Dendê não me deu arrego nem refresco, noites inteiras no batidão até o garnizé cocorocar. Nem falar ele falava, era só bastão de bambu e muito muxoxo pra dizer aonde. O movimento ele indicava sem se abaixar, e acompanhava com o joelho, pé ou cotovelo. Enfrentei tudo que ali vivia. Cadeira, mesa, toco, perna e pau.

Três semanas sem abrir a boca com ninguém. Demorou demais, mas hoje lembro de tudo como se fosse um instante. Aprendi muito nesse início com o Mestre. Só anos depois entendi que ele tinha me passado naqueles dias seu fundamento da negaça. Ficou gravado na memória, de tanto medo de morrer que tive. O medo ensina muito. Nunca mais esqueci esse jeito de andar, cair e reagir. Dali pra frente foi só desenvolver. E o medo passou.

VIII • *O ser humano*

Anões e gigantes

A EXPERIÊNCIA HUMANA NO PLANETA SEGUE FASCINADA POR SUA SINGULARIDADE. Compartilhamos com os chipanzés 96% de nossos genes, mas como somos distintos! Até que apareça o disco voador definitivo, somos os únicos possuidores de cidades, computadores, aviões, orquestras sinfônicas e todos os inúmeros bens culturais criados, herdados e propagados por nossa linhagem. Somos tão especiais que por vezes é difícil apreciar nossa fundamental animalidade, enraizada em poderosos instintos de nutrição, sexo e parentesco. Não por acaso, a teoria da evolução de Charles Darwin (1809-1882) persiste intragável para grande parte da população, honestamente incapaz de enxergar continuidade entre macaco e homem. Escapa à compreensão geral que poucos milhares de anos já são suficientes para o estabelecimento de enormes diferenças genéticas.

Um ótimo exemplo da velocidade da evolução humana vem da descoberta, em 2003, na Ilha de Flores, na Indonésia, de fósseis de hominídeos que ali existiram até cerca de 10 mil anos atrás. Eram pessoas de 1 metro de altura e 30 quilos de peso corporal, com crânio menor e pés maiores do que seria de esperar para esse tamanho. Tais seres — curiosamente semelhantes aos *hobbits* mitológicos de J. R. R. Tolkien (1892-1973) — tinham corpo e cérebro tão diminutos que se acreditou, a princípio, tratar-se de indivíduos de nossa espécie com alguma patologia. Entretanto, análises de ossadas mais completas indicaram tratar-se de outra espécie de hominídeo, um caçador de hábitos carnívoros, capaz de utilizar o fogo e dominar a fabricação de sofisticados utensílios de pedra.

Publicações subsequentes em 2009 apoiaram a ideia de que as ossadas pertencem efetivamente a uma espécie humana diferente da nossa. O primeiro artigo demonstra que os longos pés dos *hobbits* de Flores apresentam características híbridas, algumas muito semelhantes às de humanos, outras mais parecidas com as de chipanzés, indicando uma divergência remota na linhagem *Homo*. O segundo artigo comparou fósseis de hipopótamos pigmeus de Madagascar, em Moçambique, com seus ancestrais continentais para concluir que o nanismo insular em mamíferos acarreta volumes cerebrais significativamente menores do que o esperado para tamanhos corporais correspondentes, o que pode explicar a reduzida capacidade intracraniana do *Homo floresiensis*. A manutenção duradoura do isolamento geográfico desses hominídeos, com a estabilidade de uma cadeia alimentar em que ocupavam o topo, parece ter selecionado o nanismo progressivo na população, gerando uma espécie bastante diferente da nossa.

Se o *Homo floresiensis* pôde evoluir tão rapidamente num ambiente de isolamento, que tipo de hominídeo selecionamos no mundo globalizado da internet, em que a quantidade de informações disponíveis passa por uma explosão sem precedentes, gerando a possibilidade de comunicação em paralelo entre milhares de pessoas, por meio de chats, twitters, celulares e outros meios eletroeletrônicos? Uma nova espécie humana estará em evolução?

Junto e misturado

QUANDO LI A NOTÍCIA, ABRI UM SORRISO E EXCLAMEI: CLARO, SÓ PODIA SER! CERtamente não fui o único, pois a fascinante descoberta da equipe de Svante Pääbo, um paleogeneticista do Instituto Max Planck, em Leipzig, na Alemanha, se espalhou pelo globo com a velocidade da internet. As novas análises de genomas fósseis indicam que houve mistura entre neandertais e nossos ancestrais humanos. Após décadas de discussão acalorada, a hipótese da pureza da espécie cedeu terreno à teoria do híbrido. Embora o bom senso já apontasse nessa direção, somente agora temos evidências concretas desse cruzamento genético. Enquanto populações subsaarianas não possuem nenhum traço de DNA neandertal, seres humanos acima do Saara carregam 1% a 4% desse genoma.

Para entender o debate, é preciso considerar que cerca de 350 mil anos atrás houve a separação entre as linhagens que originaram o *Homo neanderthalensis* e o *Homo sapiens*, duas espécies do mesmo gênero — ou alternativamente duas raças humanas — que compartilhavam 99,5% de suas sequências de DNA. O ancestral comum das duas linhagens vivia na África, mas sua descendência migrou para a Europa e Ásia. Primeiro partiram os ancestrais neandertais, rumando para o norte e ocupando regiões temperadas como o Vale de Neander, na Alemanha, onde um dos primeiros fósseis da espécie foi encontrado. Cerca de 100 mil anos depois, os ancestrais humanos iniciaram sua própria migração. Análises de DNA mitocondrial indicam que as duas linhagens se desenvolveram separadamente até cerca de 50 mil anos, quando teria ocorrido a miscigenação. A região da provável ocorrência dessa mistura é a faixa que se estende do norte da África à península Arábica. Os fósseis neandertais mais recentes, encontrados em Gibraltar, datam de aproximadamente 25 mil anos antes do presente. Eram hominídeos robustos com volume craniano igual ou maior que o nosso. Mesmo assim, por alguma razão ainda desconhecida, nossos primos se extinguiram e nós dominamos todo o planeta, das geleiras às praias tropicais, das planícies às montanhas, das selvas aos desertos.

Entre as possíveis causas da extinção neandertal, a competição com *sapiens* é uma hipótese provável. Eram muito parecidos e ocupavam nichos ecológicos semelhantes. Por outro lado, as diferenças entre as espécies podem ter sido determinantes para o desaparecimento de uma e a persistência da outra. Variações climáticas e substituição de florestas por gramíneas talvez tenham sido desastrosas para as técnicas de caça dos neandertais, predadores de megafauna que podem ter declinado junto com os mamutes. É possível que o canibalismo, observado em grupos humanos, também tenha contribuído para definir esse fim. Fome e massacres à parte, eis que aparece evidência direta de sexo entre as duas espécies. Isso significa que há possibilidade de que os neandertais, em vez de desaparecerem por isolamento e exclusão, tenham sido absorvidos por uma população humana bem mais numerosa. Talvez apenas estupro e dominação, comuns na política primata... Mas também pode ter sido amor.

Homo hibridus

NOSSA HISTÓRIA NINGUÉM SABE DIREITO, É MISTÉRIO EM PLENO DESCOBRIMENTO. A cada novo achado fóssil, a cada nova ossada arcaica que emerge, a cada nova tumba involuntária, ou não, temos de rever nossa saga.

A narrativa construída ao longo do século 20 contava que viemos todos de uma única linhagem emigrada da África há não mais do que 120 mil anos. Essa onda migratória de *Homo sapiens* teria paulatinamente se espalhado por todo o planeta, substituindo completamente nossos primos *Homo erectus* e neandertais, que ocupavam a Eurásia. O continente mais recentemente ocupado teria sido a América, a partir de uma migração recente pelo estreito de Bering, que liga a Sibéria ao Alasca, após a última glaciação. Uma cultura paleolítica do Novo México, denominada Clovis, teria sido a primeira população humana da América do Norte, há cerca de 13.500 anos. Sucessivas ondas migratórias teriam então chegado ao restante do continente, do norte para o sul. Essa teoria foi apoiada pelos avanços da biologia molecular na década de 1980, com a análise de DNA mitocondrial de populações atuais. Entre o passado e o presente uma linha reta, uma raiz clara, uma narrativa confortável.

Entretanto, as pesquisas moleculares da última década, realizadas com DNA mitocondrial e autossômico de diversos achados fósseis, indicam que nada disso se passou. Ou melhor, provavelmente tudo isso se passou muitas vezes. As últimas dezenas de milhares de anos são uma barafunda complexa de fios que tentamos desembaraçar, separando em camadas as tranças de cabelo do tempo. Não viemos de uma única linhagem, nosso passado é um rizoma de tipos diferentes de seres humanos.

Há semelhanças genéticas, por exemplo, entre espécimes de *Homo heidelbergensis* que viveram no norte da Espanha há 400 mil anos e hominídeos siberianos de apenas 40 mil anos atrás, chamados de denisovanos. A análise de DNA autossômico indica que os denisovanos eram mais aparentados aos neandertais do que ao *Homo sapiens*, mas o DNA mitocondrial indica cruzamento com algum outro tipo de hominídeo ainda não identificado. Hoje está claro que, com exceção das populações subsaarianas, há cerca de 4% de DNA neandertal no genoma humano. Da mesma maneira, 4-6% do DNA de populações da Austrália e Melanésia provêm dos denisovanos.

Para complicar o cenário, acumulam-se evidências de ocupação humana na América antes da cultura Clovis. Notavelmente, o sítio de Pedra Furada, no Piauí, apresenta indícios de presença humana com até 55 mil anos de idade. Descoberto em 1973 pela arqueóloga Niède Guidon, o sítio de Pedra Furada teve por muitos anos a datação e a natureza de seus vestígios disputadas, mas a descoberta de outros sítios pré-Clovis em outras partes do continente tem feito a balança pender para a ideia de que ondas migratórias sucessivas atravessaram a América bem antes do que se pensava. A história ainda será reescrita muitas vezes, até entendermos nossa trajetória complexa e vertiginosa. Uma certeza, contudo, já se apresenta: não existe raça pura, somos híbridos desde o início.

A vingança dos míopes

INTELIGÊNCIA É UMA PALAVRA POLITICAMENTE EXPLOSIVA QUE DESIGNA A EFICÁCIA da ação do cérebro no mundo. De Einstein a Daiane dos Santos, de Bach a Mandela, são muitos os tipos diferentes de inteligência fundados na razão, emoção, técnica, inspiração, sensibilidade e tenacidade. A inteligência lógico-racional é um antigo foco de atenção da ciência. Os testes de capacidade mental empregados em todo o mundo têm sua origem num pedido do Ministro da Educação da França a Alfred Binet, um psicólogo da Universidade Sorbonne, para que desenvolvesse testes práticos que identificassem estudantes propensos a dificuldades acadêmicas. Testes derivados dos propostos por Binet são atualmente usados no cálculo do quociente de inteligência (QI), uma estimativa da proporção entre idade mental e idade cronológica.

Embora possamos medir com certa precisão a inteligência lógico-racional, pouco sabemos sobre os mecanismos neurais que a engendram. Nem o tamanho do cérebro nem a espessura do manto cortical explicam satisfatoriamente as diferenças de QI. Como gosta de frisar Marco Marcondes de Moura, psiquiatra e neurobiólogo da UnB, é o arranjo da malha neuronal que faz a diferença. O problema é que tal arranjo decorre de um número imenso de eventos biológicos e culturais muito difíceis de medir. Por muitos anos os céticos afirmaram ser fútil a procura por um fator neural determinante da inteligência.

Esta posição foi torpedeada em 2006 por um estudo sobre a habilidade intelectual e o desenvolvimento cortical. Utilizando ressonância magnética para medir a espessura cortical em 307 crianças e adolescentes, os pesquisadores descobriram que o córtex de jovens com alto QI é relativamente delgado aos 7 anos, aumentando bastante de espessura até cerca de 12 anos, para finalmente se adelgaçar durante a adolescência. Jovens com QI regular apresentam um desenvolvimento cortical bem diferente: aos 7 anos possuem grande espessura cortical, que decai gradualmente até a idade adulta. Ao fim do processo a espessura cortical é semelhante nos dois grupos. Com base nestes resultados, os pesquisadores propuseram que o fator determinante do QI é a trajetória de desenvolvimento cortical, que produz arranjos neuronais diferentes conforme a idade em que o córtex atinge o máximo de espessura. Numa tradução simplista: ter o córtex espesso aos 12 anos permite um maior desenvolvimento cognitivo do que aos 7 anos.

O achado permite uma especulação curiosa. Nossos ancestrais hominídeos foram caçadores e coletores por milhões de anos, um longo período em que foram selecionados por sua habilidade na preparação de ferramentas simples, e por sua capacidade de transmitir culturalmente esta tecnologia de uma geração a outra. É plausível que, durante todo este tempo, tenham sido selecionadas as crianças que mais rapidamente aprendiam as poucas mas valiosas lições da idade da pedra, isto é, aquelas que cedo atingiam máxima espessura cortical. Hoje, há muito mais coisas a serem aprendidas, e talvez seja mais adaptativo terminar a infância com um córtex relativamente delgado que se espessa no início da adolescência, permitindo o aprendizado de habilidades mais complexas. Assim como o desenvolvimento técnico-científico deu aos míopes um lugar na evolução da espécie, é possível que tenha resgatado com todas as honras as pessoas de alto QI, muito boas com livros e computadores, mas incapazes de lascar pedregulhos e caçar mamutes.

São Jorge e o dragão da maldade

O QUE É O ABUSO DE PODER? COM EXCEÇÃO DA CRUELDADE SÁDICA QUE INFLIGE dor desnecessária, a vítima frequentemente percebe a opressão como uso privilegiado de recursos pelo dominador que, por sua vez, considera tal monopólio um direito, e não representa a si próprio como mau. Assim como em outros animais sociais, humanos organizam-se em hierarquias dominadas por minorias. Desigualdades são impostas pela força real ou simbólica, resultando no acesso preferencial a recursos vitais como alimento, abrigo e sexo. Em contrapartida, indivíduos dominados têm alto nível de estresse pela redução de nutrientes, menor gratificação, pouco controle sobre o ambiente, baixo suporte social e ausência de válvulas de escape para a frustração. Existe forte correlação entre o estresse e a saúde hormonal, cardiovascular e imunitária. Indivíduos oprimidos costumam apresentar supressão reprodutiva, enquanto indivíduos dominantes tendem a gerar prole viável.

O estabelecimento de hierarquia entre indivíduos de uma mesma espécie é influenciado por fatores intrínsecos — por ex., diferenças de tamanho, peso, propensão à ansiedade — e extrínsecos — por ex., experiência social pregressa. Um estudo de 2007 publicado por pesquisadoras da Escola Politécnica Federal de Lausanne, na Suíça, sugere que a diferença de estresse durante o primeiro encontro entre dois indivíduos reforça a memória da hierarquia social. Ratos adultos mutuamente desconhecidos e pareados de modo a equilibrar fatores intrínsecos foram submetidos à competição por água. Em cada par, um animal era sorteado para sofrer estresse por choque elétrico imediatamente antes do experimento. As pesquisadoras descobriram que os animais estressados tendem a ser subordinados no primeiro encontro, isto é, consomem menos água. Além disso, a mesma ordem hierárquica se repete num segundo encontro competitivo realizado uma semana depois. O bloqueio farmacológico da síntese proteica nos ratos estressados reduz significativamente a subordinação tardia, indicando um apagamento da memória social de longo prazo.

Em seres humanos, hierarquias se perenizam através da herança de bens e informação dentro de famílias eletivas. "Manda quem pode, obedece quem tem juízo". Não obstante, os dominantes não são necessariamente os mais saudáveis, pois a manutenção do poder pode ser estressante, especialmente em hierarquias instáveis e muito desiguais. "Não bate no menino que o menino cresce, quem bate não lembra, quem apanha não esquece." Em babuínos selvagens os níveis de estresse são bastante altos entre os machos dominantes, que precisam constantemente defender sua posição. Levada ao extremo em nossa espécie, a desigualdade social é o dragão da maldade implícito no lema *Socialismo ou Bárbarie*, da revolucionária Rosa Luxemburgo (1871-1919). Trancafiados em casamatas, os poderosos têm pesadelos com os infelizes lá fora. São Paulo é a capital mundial dos helicópteros, quem tem fé pede a São Jorge, e no inferno do cárcere ninguém quer pensar.

Primeira palavra

NASCI CONFUSO E "DESUBICADO". A CIDADE NAQUELA ÉPOCA TINHA MUITO IMIgrante, por causa da guerra e do sonho. Muita gente chegando e saindo, famílias desencontradas, vaivém de cabeças, um turbilhão de nações. Em casa era bom demais, a animação começava cedo e ia até de noite. De manhã papai abria a janela cantando alto, puxava a coberta e me jogava pra cima: *buon giorno, figlio maschio! buon giorno amore mio!* Fazia caretas e soprava meu umbigo, eu ria à beça, mas ficava nisso. Nem uma palavra. Querer, queria... Mas nada. Só olhava mesmo: grapa purinha do pai porque o café acabou faz tempo.

De noite mamãe abria *matriochkas* para mim, cantava bonito, depois silêncio e explosões. Ela me acalmava, soprava a penugem das minhas costas, dava o boa-noite e saía. Minha amiga de sempre, se eu chorava ela vinha. Me entendia no escuro sem palavras.

Quando pai e mãe saíam para a fila da comida, vovô ficava tomando conta das crianças. Mostrava fotos de Varsóvia, ensinava a desenhar. Vez por outra, inspirado, regurgitava a dentadura para ouvir nossas gargalhadas. Agitadíssimo eu balançava a cabeça sem dizer nada, ele repetia divertido o gracejo, numa alegria sem fim.

Mas a melhor brincadeira era com vó Irene, tenho lembranças fortes dela. Esconde-esconde debaixo da colcha macia, guerra de cosquinhas, jornada subterrânea. Só lá ela contava as histórias do labirinto no meu ouvido. Uma vez, num fim de tarde, cerzindo para a frente e para trás meio dormida, despertou no sobressalto do morteiro explodido na rua ao lado e gritou: *Kaos*!

No futebol de meia ganhava quem gritava gol mais alto. Eu só jogava de beque e olhe lá. Chão de paralelepípedo, muita unha que ficou naquelas pedras. Glórias passadas inesquecíveis, mas toda noite tinha clarão no casario. Depois que o filho do ferreiro morreu jogando, papai me proibiu de participar. Eu ficava olhando e pensando: um dia cai na cabeça da gente. Pensando porque era mudo mesmo. Mas as línguas eu entendia todas, só não sabia falar. Achava que cada um tinha a sua, sei lá... demorei esperando a minha chegar.

Aconteceu no aniversário de 7 anos. Comi muito bolo de pão com geleia de laranja, fiquei entupido e fui deitar de barriga pra cima no quarto das crianças, olhando o forro do teto. Aí me deu a ideia de esperar o sono chegar, esperar acordado para saber como era. Fui prestando atenção no escuro, olhando, e o sono vindo, e eu bocejando, e ele perto, mais perto, mais perto, bem perto, e então eu vi uma luz fraquinha, azul-escuro quase preto, azul, azulzinho, e de repente o vermelho, amarelo e branco e o calorão a fuligem a telha a mão o pai pulou a porta perna salto boca grito mmmmmmmmmglmfrglfgmgfOGO!

Festejamos minha primeira palavra falada no meio da rua, sob o bombardeio das tropas de Artur Bernardes.

A descoberta da gula

BEATA COMEÇOU A COZINHAR POUCO DEPOIS DA SEPARAÇÃO. "TAMBÉM PUDERA: não sabe fritar um ovo! Homem é tudo igual, só muda de mãe e de endereço. Todos apreciam uma coitada que prepare pitéus, lave os pratos e ponha as crianças pra dormir. Depois, na cama, querem malabarismos do circo de Pequim. Desista, melhor assim. Não sinto falta do teu pai para nada. Além do quê, você só pensa em oração..."

Beata não largou o terço, mas passou a dividir melhor o tempo entre a igreja e o lar. Perdera o marido por desleixo? Pois agora ia esmerar-se como ninguém. Faria da casa um templo gourmet, até que um dia Aderbal voltaria. Foi uma revelação. Se duas semanas bastaram para dominar o trivial variado, após seis meses surgia uma polivalente forno e fogão.

Foi como se houvesse descoberto na cozinha um novo altar em que a presença de Deus se revelasse concretamente. Em sua nova eucaristia Beata saboreava o corpo sumarento de Jesus, e logo entendeu que a fé refogada jamais lhe negaria o prazer.

Passou a dedicar boa parte da pensão à compra de revistas de culinária: *moussaka de berinjela à moda de Ochrid, pato laqueado do General T'so, tagliarini a la ubriacona, merguez de carneiro com maçãs flambadas.* Infelizmente, tudo isso só para si mesma... Tentou cozinhar para a mãe, mas esta comia em silêncio, lambia os beiços e só se manifestava para reclamar. A gota d'água foi um *risoto al funghi:* "Quantas vezes já te disse, uma de arroz e duas de água!" Ô velha ignorante!

Beata desandou a sonhar com Aderbal. De início, com ele todo, depois apenas parte dele. Rezou para o ex voltar e comer com ela, mas ele nunca regressou. Até que um dia apareceu um vendedor de livros, muito sério de terno, gravata e bigode. Ele nada fez para cativá-la, mas bastou. Num impulso Beata o convidou para jantar na sexta-feira, ele aceitou.

Beata resolveu preparar um prato por ela mesmo inventado, a lebre de San Genaro, que começa com uma lebre trazida a casa para cevar. Se esta fosse uma história argentina, seria uma fêmea prenha e a ela Beata se afeiçoaria. Esqueceria o homem e cuidaria dos filhotes até que se multiplicassem e pululantes tomassem a casa. Mas a história é brasileira. Após abater a lebre, Beata injetou vinho tinto no ventrículo esquerdo, rompeu o átrio direito e assim expulsou todo o sangue.

Não se deixe abalar pela descrição crua, pois a história tem final feliz. O nome do prato alude à perfusão vascular com vinho, que produz espasmos mesmo após a morte do animal. Beata pensou em São Lázaro por semelhança com a ressurreição, mas quem ia comer um prato com esse nome? Daí a licença poética com o San Genaro cujo sangue anualmente se descoagula em Nápoles.

E então chegou a fatídica noite. A carne amaciada no vinho ficou tão saborosa que o homem se viu fisgado antes da terceira mordida. Foram para a cama embriagados e bruscos.

Na penumbra de luzes através da persiana, o vendedor de livros roncando ao lado, Beata sente uma comichão inédita. Ela quer mais. Amanhã cedo vai à livraria procurar novas receitas. Qual prato fará para a visita do carteiro?

Tritongo e tambor

TRITONGO ERA QUASE UM MENINO À ÉPOCA. CONHECI POR MEIO DO ZUZU, QUE namorava a prima do dito. Vivia com a mãe no terceiro andar de um cortiço, caçula de três. Evair era o mais velho. Largo como uma porta, eremitava cercado de cães na selva da Ilha Grande: Vavá Pantera, capitão-do-mato do velho presídio. O do meio era Lucas. Nominalmente habitava com a velha, mas pouco aparecia. Policial civil, à primeira vista era bem mais sóbrio que o primogênito. Até o arranca-rabo com Tritongo.

Ouvidas ambas as versões, é certo que Lucas, ao chegar em casa para trocar de roupa, foi instado por Tritongo a derrubar um engradado de cerveja. Puseram o dominó na mesa e beberam até o último gole. Justo ao final ocorreu a Lucas indagar a origem da verba para a extravagância. Aqui os relatos divergem. Tritongo afirma que o irmão lhe quis extorquir um suado troco obtido como pedreiro. Lucas declara que Tritongo adquiriu a cerva com a grana dos remédios da mãe. Seja como for, o fato é que Lucas exigiu ressarcimento e engalfinharam-se. Em inferioridade de malícia e força, Tritongo atira sobre Lucas uma panela de água quente. Queimado e possesso, Lucas pega uma navalha e sai cortando o ar. Só não acabou em velório porque Tritongo vazou pela janela.

Quando o conheci tinha acabado de ter alta, todo lanhado, vermelho de mertiolate e gaze, desocupado de marré. Teimoso, ingênuo e boçal. Daí o apelido, explicado numa voz arrastada:

— Porque que tu largou a escola, Paulo Roberto?

— Meu irmão, é muito gueri-gueri, dá um tempo!

— Gueri-gueri como?

— Muito número, tritongo, essa zorra...

Lucas e Tritongo deixaram de se falar. A mãe pediu à prima que pediu a Zuzu uma providência. Convocado por rádio, três dias depois o agente carcerário retorna a ligação:

— Fala Zuzu, Pantera na escuta.
— Vavá, tu precisa vir ao continente.
— O que foi, chegado? Mexeram contigo?
— Não é por aí não, Evair. Assunto da tua família mesmo.
— Alguma coisa com mamãe?
— O negócio é o seguinte: teus irmãos precisam se reconciliar.
— Qual é, Zuzu? Quero mais é que aqueles dois se fodam!
— Pedido de Dona Geralda.

Pantera convocou o encontro dos irmãos num bar, sem prevenir das respectivas presenças. À hora marcada, armou-se o constrangimento. Lucas quis sair, Tritongo também, Pantera mandou sentar. Esbravejou, berrou e esmurrou a mesa. Quando parecia terminado o show, sacou subitamente o revólver, tirou as balas do tambor, pôs uma de volta, girou e disparou. Fez a roleta russa sentadinho da silva, como se palitasse os dentes. Diante dos olhos esbugalhados dos bêbados ao redor, acendeu um cigarro e estendeu a arma:

— Quem vai?

Silêncio.

— Pede perdão, Paulo Roberto.
— Sai dessa, Evair! Não peço desculpa pra esse animal.
— Roupa de homem não veste em menino. Se tu quiser, pega no cano, gira o pião e solta o dedo.
—...desculpa.
— Isso. Agora, Lucas, escuta porque só vou dizer uma vez: não bate no menino que o menino cresce, quem bate não se lembra, quem apanha nunca esquece. Entendeu?

— Entendi.
— Então dá um beijo no Tritongo.
— Porra, Vavá, beijo?
— Vai rodar o tambor?

Loucos são os outros

NOITE DE SEXTA-FEIRA E A MULTIDÃO SE ACOMODA PARA OUVIR CHORINHO EM frente a um bar. De repente o som de uma garrafa explodindo nos paralelepípedos. Gritos e uma impressionante sequência de garrafadas. As pessoas procuram a origem da confusão e afinal detectam uma mendiga colérica a lançar cascos de cerveja sobre pessoas e carros. Furioso porque sua picape foi atingida, um policial saca um revólver e avança em direção à mulher, que não se intimida e vitupera. O policial olha alternadamente para a multidão e para a mendiga, visivelmente tentado a executá-la à queima-roupa. Se estivesse só, dispararia? Mas não diante de tanta gente, que ele não é maluco... A mendiga é afinal contida por vários homens, lançada sobre cacos de vidro e espancada. Quase uma hora depois, desfalecida, é encaminhada ao hospital psiquiátrico.

A convivência com a doença mental, em suas inúmeras e perturbadoras variantes, é um dos mais complexos problemas éticos da vida em sociedade. Qualquer opinião sobre o tema precisa levar em consideração a dor sofrida e causada pelo doente mental. Em sua tese de doutorado na USP, o psiquiatra Alexander Almeida verificou que médiuns do espiritismo alucinam como pacientes esquizofrênicos, mas não apresentam sofrimento psíquico nem desajuste social. De áugure na Antiguidade a interno de hospício após a Idade Média, o louco percorreu um penoso caminho de segregação. Na década de 1930, a descoberta dos efeitos amnésicos e antidepressivos do eletrochoque disseminou um tratamento poderoso cujo abuso se tornou infame. O advento dos psicofármacos, pouco depois, abriu as portas para uma terapêutica aparentemente mais humana. Entretanto, os efeitos colaterais dessas drogas podem ser tão adversos que seu uso muitas vezes resolve apenas o problema dos que convivem com o louco, e não o seu próprio sofrimento. Impregnado e embotado, o louco medicado passou a habitar um mundo cinzento e retesado.

Hoje em dia, drogas de última geração prometem restaurar vida normal ao doente mental. Mas são remédios caríssimos cujas patentes pertencem às grandes corporações farmacêuticas. Via de regra, o governo privilegia as drogas antigas e baratas devido às patentes vencidas. Investe também em métodos alternativos que tratam a doença mental por meio da integração comunitária, psicoterapias, arte, paciência, bom humor e amor. Resulta desse contexto um choque violento entre o Ministério da Saúde e a Associação Brasileira de Psiquiatria, numa série de oposições simplistas, mas esclarecedoras: saúde pública versus privada, comunidade versus consultório, pobre versus rico, amador versus profissional, metafísica versus ciência, necessidades populares versus interesses das grandes corporações.

Um absurdo dentro do outro como numa boneca russa: a fragilidade da miséria, o descontrole da polícia, a turba raivosa, o abandono da família, a dedicação insana dos profissionais da saúde, a exposição do louco à demência alheia, o remédio barato e obsoleto, o remédio bom de custo proibitivo, os cientistas em alienação molecular e os executivos malucos por dinheiro. Que loucura...

Vida de cão

— *NA JUVENTUDE EU PESCAVA POLVO, BOTAVA QUIBOA NA LOCA E OS BICHOS saíam tiririca, uapu no bicheiro uapu. Um belo verão eu bamburrei e vim pro Rio de Janeiro. Só que aí me acabei, doutor. Aprendi a ronda e comecei a fazer curso de malandro, mas tive a desgraça de cruzar o Orelha. Diziam que era neto do Unha-preta, um bamba das antigas que fez fama na Providência. Pedi para me ensinar, me chamou pra treinar nos trilhos da Central. Trouxe um tijolo enrolado na camisa dizendo que era rapadura. Eu nunca devia ter ido naquele treino, doutor.*

Papo de clunâmbulo. Conhece? Claro que conhece. Testemunha ocular dos engravatados. O observador perfeito. Codinome pacote. Muitas vezes já nasce pronto. Talidomida não era remédio antigamente? O mais das vezes é acidente, com máquina ou coisa pesada desabada em cima. Tempo de serviço se conta é nos dedos.

Faz várias horas que se instalou na entrada do banco. Se daqui já fede muito, imagine lá embaixo. E o chiclete quando pega na rodinha? Tem que raspar com a unha. Mas ele insiste de copo na mão.

Rico não dá, se é careca então esquece. *Office-boy* também neca. Quem salva é o classe-média que ainda se enternece com a miséria alheia. E tem sempre quem deixou de ser muquirana porque começou a pensar na fatura com o Criador.

Dez centavos aqui, cinco centavos acolá... Quando dá meio-dia já são doze reais e quebrados. Conta duas vezes a fortuna e abandona a posição estratégica de coleta, dirigindo-se solenemente até o boteco fuleiro da esquina. É só encostar que chega o prato feito na embalagem de alumínio com a colher. Não para de mastigar nem um instante. Os transeuntes passam ao largo, com medo de grãozinho voador de arroz parboilizado.

Da esquina a balconista acompanha a cena de soslaio, fascinada e nauseada pelo banquete sôfrego com as mesmas mãos de andar. Cada um é que sabe onde lhe doem os calos. Se coça e se esfrega como se abrigasse a sarna do mundo.

Agora pânico, pavor de verdade, é de lotação. Recordista de clunambulocídio. Pra começar que motorista nunca enxerga baixinho nesta altura, e tem uns doentes que mesmo enxergando não param.

Não é mole não. Revertério de locumtum na certa. Pode ver que clunâmbulo não chega nem perto de fila de ônibus. Nem olham muito porque de noite têm pesadelos, o som dos ossos moídos debaixo da borracha preta. Vida de chão.

Esperando Perácio

PERDOE O GRANDE ATRASO, DESCULPE NÃO TER ESCRITO. PRECISO EXPLICAR, MAS não sei se consigo. Desta vez perdi totalmente a medida das coisas. Se soubesse não teria aberto o envelope que chegou pelo correio, mas agora é tarde.

O que encontrei foi um livro chamado *Perácio: relato psicótico*, assinado por Bráulio Mantovani, o grande roteirista de cinema. Por ele ser quem é não hesitei em ler o que parecia um romance normal. Logo fui capturado pelo texto sinuoso e repetições hipnóticas, mas eu não sabia o que ia encontrar. Não tinha a menor ideia. Li, e agora não posso voltar atrás. Cuidado com este livro.

Trata-se da transcrição comentada do depoimento de um paciente psiquiátrico, apresentado como CFD, sobre outro paciente psiquiátrico, Perácio. Ambos foram agentes secretos envolvidos em sequestros e torturas durante a ditadura. Terminaram internados numa clínica do interior de São Paulo. Enquanto CFD apenas se fingia de louco, Perácio de fato enlouquecera e já não falava, apenas media coisas obsessivamente com o auxílio de um paquímetro... Perácio sempre experimentou limites tênues entre a realidade e os sonhos. Os momentos mais lancinantes de sua vida, encontro e perda das pessoas mais amadas, foram também aqueles que Perácio não tinha certeza de ter vivido ou sonhado.

No começo me diverti muito com a trama de histórias estranhas e referências veladas a Arthur Schopenhauer, Marcel Duchamp e Beatles. Formalmente o texto emula a postergação onírica da recompensa e punição, bem como anagramas, condensações e deslocamentos que decorrem do processamento neural desordenado dos sonhos. O livro demonstra que Freud percolou a cultura, fazendo as vezes de fundação e andaime. Ao mesmo tempo, apoia-se num conceito novo da biologia: sonhos servem para medir as consequências dos atos futuros. Mantovani é um mestre do enredo e promove inexoravelmente o enredamento do leitor. Dissolvendo a fronteira entre ciência e arte na vivência informada da própria subjetividade, ele faz da literatura um trapézio entre neurofisiologia e psicanálise, cérebro e mente, carne e ideia.

Mas o trapézio não tem rede de segurança, e a diversão foi pouco a pouco virando desconforto. O próprio autor avisa que tudo pode ser só um código para esconder coisas completamente diferentes. A história assume contornos sombrios, e uma violência insidiosa começa a aparecer nos comentários de Mantovani. Enquanto as pessoas de seu círculo enlouquecem ao escutar as gravações do depoimento, ele próprio parece a caminho de perder o juízo e danar-se com o diabo. Será real o relato, ou se trata de uma farsa pós-moderna? Atormentado, descubro na internet que Perácio quer dizer rochedo fundo e que há todo um universo de textos e clipes assustadores sobre ele. Descubro que as fitas gravadas foram roubadas e estão desaparecidas. Sinto um calafrio. *Perácio* é tudo — menos um romance normal.

Ontem à noite bateram à minha porta. Fui olhar e não encontrei ninguém, apenas um novo envelope. Dentro encontrei fitas cassete e desde então não consegui mais dormir. Ainda não tive coragem de ouvir, nem de sair de casa, nem de escrever. Desculpe...

Açúcar e afeto

GOSTO MUITO DOS CAMINHONEIROS. SE NÃO GOSTASSE NÃO TERIA A BODEGA NEM serviria prato feito há treze anos. A maioria é povo direito e trabalhador. Não me faço de rogado. Um bom pedaço de carne, feijão, arroz, salada e macarrão, água gelada, o café tirado na hora, e se precisar tem rebite no fundo da gaveta. Tudo a gente serve aqui, para o sujeito se recompor e não dormir na estrada. Porque se não fossem os caminhoneiros eu nem estava aqui. Quem ia parar para comprar? Família viajando não tem em quantidade que justifique o custo fixo, e ônibus hoje em dia só para na garagem da empresa mesmo. Porque dá mais lucro, né? Normal. Por isso que meu carro chefe aqui são os caminhoneiros.

Eu sempre falo para a mulher, vamos agradar este pessoal porque eles é que pagam as contas. Ela sabe disso e faz que nem eu, sorriso na cara e serviço de primeira. Para mim nem é difícil fazer amizade porque também corri muita estrada, trinta e seis anos de chão antes de parar aqui para descansar. No começo não tinha nem mesa nem cadeira, era só uma tábua de balcão e o feijão preto da mulher. Ela faz com muito gosto e dá para ver na cara deles que a boia agrada. Às vezes estou na cachaça e fico entocado quando aparecem de noite, mas a mulher é boa e serve tudo sozinha.

Só não gosto de abuso. O sujeito ficar encarando ela demais sem precisão. Eu entendo, porque ela ainda é bonitona, as pernas duras de mulher trabalhadeira. Se disser que já tem cinquenta e seis ninguém crê. Ela para mim é tudo porque filho a gente não fez, de pai e mãe e irmão não temos paradeiro, é só nós mesmo. Por isso que a gente é tão junto, quando não tem cliente ficamos agarrados na cama, quietinhos aproveitando o descanso e pensando no dinheiro guardado. Porque ninguém vive para sempre, não é mesmo? Tem que pensar no amanhã. Por isso que eu gosto de caminhoneiro. Porque a visita deles é o meu amanhã, e eu sirvo o amanhã deles.

Tem muitos que voltam sempre, não perco cliente bom. O Diniz, por exemplo, ficou amigo do peito. Não perde o filé com frita da patroa. Esse é bom porque é calado, chega, cumprimenta, senta, come, paga e vai embora. E passa aqui oito vezes certas por mês, então eu sei que é amizade firme e preferência formada.

Agora de vez em quando aparece um folgado com ousadia para cima dela. Esses eu nem gosto de ver porque me dá vontade de fazer besteira, já não tenho saúde para isso. Ela vai lá sozinha e serve a comida, eu fico só espiando. Se o cara se manca eu deixo para lá porque homem eu também sou, apesar de velho. Mas se o sujeito insiste com voz melosa e olhar pidão eu vou direto para a cozinha e preparo o café devagarzinho, adoço do jeito encomendado para ele não voltar nunca mais.

Porque aí nem me importa mais se vai comer caldo ou costela. A mulher tem suas necessidades, não tiro dela o que não tenho para dar. Mas também não posso deixar se acostumar. Tudo menos isso. Espero o cabra terminar, sirvo o café e despacho.

Gibraltar no bar

... ROMA É MUITO PUNK, MEU. IMAGINA NA ÉPOCA DOS ROMANOS. O LANCE DO coliseu é muito doido, tu vai lá e tá todo mundo alegre. esquema disneilândia mesmo, neguinho vestido de centurião tirando foto com turista, aquele caô do mercado modelo de salvador mas beeem mais esquema. tipo cinco euros por foto, saca? e dá a maior vontade porque aquela zorra daquela ruína é linda, o palatino é lindo, aquelas arvorezinhas desenhadas a lápis, uma doideira a quantidade de história em cada pedra ali.

doideira, meu... primeira capital da europa, loba avó e mãe de todos os impérios do ocidente e de todas as putarias corruptinas latinas e da dolce vita e aquela puta luz até no inverno, todo mundo fotografando na retina aquela festa senil eterna e jovem e neguinho tirando selfie e comprando asterix escudo espada adaga capacete a quatro e livros caros sobre as guerras púnicas debaixo das arquibancadas perto das ruínas das alcovas onde gladiadores e aristocratas se amavam em segredo como *hot sex symbols* no pretérito do futuro da indústria do turismo e de repente você se toca.

meu: é pior que auschwitz...

tipo: meu: é pior que auschwitz. e auschwitz é o pior do pior, saca? o olho do cu do boi da humanidade. mas aquilo ali, meu, o coliseu... saca? meu... é pior ainda!

... porque era show, meu. bbb da morte, uma coisa pavorosa. eu nem quero falar, coisa pavorosa. o cara entrava pra morrer e todo mundo lá de cima zoando. era grátis e vivia lotado, presente do imperador pra comunidade. geralmente um psicopata, um escroto total, cômodo, nero, calígula, gente da pior espécie. perto do coliseu tem um arco do triunfo enorme pra celebrar o massacre dos judeus e a destruição do templo de jerusalém. o tal de tito cercou a cidade com um muro pra ninguém escapar. deixou quase todos morrerem de fome e depois queimou tudo até o chão.

mas isso pelo menos era guerra de verdade... no coliseu era bem pior. porque o espetáculo era curtido por milhares de pessoas, saca? era como ir ao cinema 3d. depois do nero, que tocou fogo em roma pra culpar os cristãos, fizeram o coliseu pra alegrar o povo. o tito que terminou de construir. a inauguração durou 100 dias de carnificina. e a parada funcionou por séculos.

então vou te dizer que melhorou. com certeza. hoje em dia o anderson silva quebra a canela e a gente pira. sofre mesmo. até anteontem neguinho curtia era massacre, tortura, desespero. ver a morte de perto e gozar. até pouco tempo atrás curtiam enforcamento nos estados unidos, juntava gente pra ver. no brasil tem linchamento demais, do oiapoque ao chuí. presídio então nem se fala...

porque nossos ancestrais eram uns monstros. se for um pouquinho pra trás, eram canibais. não tô falando dos tupinambá não. há quinhentos mil anos a galera comia gente geral. tem sítio arqueológico com pilhas de ossos, meu. pilhas. na espanha, meu, gibraltar, por aí... rapto das sabinas é piada, neguinho comia era o irmão com farinha. vai ver na bíblia, tá lá: caim e abel. se isso foi há seis mil anos, imagina antes. foi um tempão, meu, literalmente: nas trevas.

... por isso que eu digo: tá melhorando. só não pode parar a internet.

Carta aberta

EM 2013, O GRUPO DE PESQUISA LIDERADO POR YUKIYASU KAMITANI NOS LABORAtórios ATR de Neurociência Computacional, em Kyoto, publicou a primeira tentativa bem-sucedida de decodificar o conteúdo de um sonho, isto é, de reconstruir o enredo onírico com base apenas no sinal extraído do cérebro. Foram impressões fugidias, apenas um pouco mais organizadas do que o ruído de fundo do imageamento por ressonância magnética funcional.

Sete anos depois, alcançou-se em Israel a decodificação plena do conteúdo onírico. O primeiro sonho decifrado pela equipe de Tel-Aviv iniciava com uma criança palestina numa praia, uma garrafa e dentro dela esta carta:

Zurique, 24 de setembro de 1939
Caro amigo,
Permite-me chamar-te assim, após 32 anos de protocolo. Há muito deveria ter posto de lado o Herr Professor Doktor, mas meus resilientes complexos até hoje me impediram de expressar--me com sinceridade. Agora o digo: colega, professor, mestre e amigo. Como gostaria de contar com teu conselho neste momento pavoroso. Mesmo aqui há rumores de pessoas levadas para os campos. Ajudo como posso.

Talvez tenhas razão, afinal, sobre a questão sexual. A cura é pelo amor. Mito e neurose têm um cerne comum. Lembro tua advertência de que trabalhamos para a História. Tu, que nunca tremeste diante da oposição boçal. Rememoro nosso primeiro congresso em Salzburgo. Os símbolos, a imensidão do interior, as infinitas possibilidades humanas.

Nossa dissensão foi desastrosa. Muito sofri por isto, mas apenas ao ler a notícia no jornal senti que esta carta se fez tarde. Deveria ter escrito quando o grande histérico gravou o estigma infame em tua porta. O grande paranoide, inimigo da vida, usurpador dos signos sacros do oculto. Foi preciso que eu voltasse àquele sonho do passado, de quando nos encontramos pela primeira vez e conversamos ininterruptamente por 13 horas, o sonho em que caminhávamos juntos e tu aparecias excessivamente velho, e que agora ressonhado enredou-se de forma totalmente diversa, pois a cada passo tua barba escurecia e teus olhos penetrantes mais e mais revelavam a águia, e eu também me rejuvenescia seguindo teus passos, até caminharmos pela rua infantes, eu um menino tímido, mas aventureiro, tu um rapaz magnífico a guiar-me até o Danúbio e de lá ao Ganges e de lá ao mar...

Os eventos da infância eternamente novos e operantes... O longo silêncio que tantos remorsos me dão. Tu disseste que eu teria saudade dos embates do início, mas sinto é vergonha de meu moralismo e presunção. Se algum dia ousei conceber a existência de homens inferiores, hoje vejo que os únicos inferiores são os que se pensam superiores. Antes era uma honra ter tantos inimigos. Hoje tudo é pequeno, nada... Todos os titãs reunidos não enchem um cálice de inteligência. Vivemos o império do Id. Tânatos canibaliza Eros, a pulsão do 14. Tudo apodrece.

Lembro da dor que senti quando passaste a tratar-me por Doutor J. Agora partiste e as sombras se espalham pelo mundo. Mesmo assim me recuso a ignorar a possibilidade de tua permanência. Recebe meu abraço vigoroso e — por que não — o beijo enternecido de teu filho, espírito do teu espírito.

Eternamente, Carl.

Enquanto isso, no manicômio...

NÃO FOI COISA À TOA QUE DISSERAM: QUE NÃO TEM DOIDO. QUE NINGUÉM É. IMAGINE que todo mundo fosse e sesse, lesse, escrevesse e o pau não comesse? Não seria um rebu colosso? Creia não moço, sou antes de tudo um democrasso. Incluso renego da presunção de que louco tem dobra demenos, giros e parapeitos distintos dos comuns sobressalentes. Diferença, se tiver, é na textura da fibra, na liga do ruminado: no papel dobrado. Mas quem é que não sulca nesta vida um caminho só seu? Cada qual com seu qual inculca, ninguém é dois igual na cuca. A coisa é nome só, ideia à toa arrumando emprego no alheio por distração do meeiro. Hospede-se onde quiser, companheiro, mas cauto nesta terra feia. Vozerio de telha é muro alto...

Se não, nem era. Eu mesmo, podendo, desfazia. Descarcerava os doidos e no ato o teatro enchia. Ô, se ia! Ave Maria! Uns cem anos de festa seu, põe mais cem de folia! O povo é alegre, compreende? Não que nem agora, não... futuro é mais! O demopátio é tolice, doidura moura da crua. Vou é tirar polvorosa da labuta e lhes prover a batuta. Hoje tem marmelada? Tem, sim senhor. Hoje tem goiabada? Tem, sim senhor. Hoje tem derrubada? Tem, sim senhor! Tem, sim senhor!! TEM, SIM SENHOR!!!

Tem tempo já que nós tamo aqui. O senhor também? Hahaha! Piada, chegou agorinha, não foi? Então... Prosa mesmo o senhor consegue é com aquele dentro da casinha dos mamulengo. Inventou uns pringolés de andar dentro, uma colcheia de retaio colorido, funilata mesmo. Eita velho pra despistar! E ele tá que vê, danado de enxergar dobrado, regolhado, gutigustando sozinho o vernizinho de Deus. Os demãos de tinta do artista, a prova do crime, o engenho do dianho, a senha do padre... o milagre! É verdade então, né? Digo, que existe o Cujo. Pois! Tisnado. É o que digo pra ele: homem, feliz esteja, que isto é o enredo! O Grande é bom e capataz. Espere mais...

Hein? Fazendo o quê? Suviando, uai! Ora... Submarelo armarinho, funfarra de bezumzinho. Desculpe o jeito. Gosta? Ah bom, senão parava. Hein? Eu disse: se, não parava. Cê parava? Nem eu, ué. Imagine... Nem nós. Não é, cambada?! Tem regra não. Zumbe quem quer. Chegou, finou, suviou. Vou só bongozando em frente: Silva, gente! Suvia, vai! Silvano, foi! Suviano: Vai!

Vixidanou, não sabe nem suviá. Olha, coió, é tudo junto, faz beiço, vai! Emboca, venta, fola! Tá danado... Preste atenção porque eu só explico uma vez: lembra das trompas de Sacana e Gangorra?... O homão dirribando a porra toda, o cinco minutos de Deus? Pois então: foi assim, ó: no sopro. A britadeira de Nosso Senhor Doidão tocando loucura até cair o picadeiro. Cair inteiro! COM O CIRCO CHEIO! ATÉ CAIR!!!

Cair o quê? O muro, uai. Como? Assim, ó: fifirifi, fifirifi, na manha... Como assim, como? O jeito, tu quer saber? O compadre sente aí, vá soprando e suviando, espere que jajá saímos. Agora é questão de tempo. Não tem muro que resista!

À música? Não, criatura. Ao vento da suviatura.

IX • As drogas

Detalhes do não e do sim

A PROIBIÇÃO DE ATOS CONSIDERADOS PERIGOSOS CONFIGURA UMA REGULAÇÃO COLEtiva do bem individual. Uma importante contribuição da ciência para a humanidade é ajudar a discernir as proibições realmente necessárias daquelas motivadas por preconceitos, ignorância ou má fé. Trata-se de tarefa capciosa, porque exige grande atenção às sutilezas dos argumentos, aos detalhes empíricos, e ao surgimento de dados novos.

Um caso exemplar é a proibição do uso da maconha, cultivada há milênios por suas fibras vegetais e seu coquetel de lipídios psicoativos, como o tetra-hidro-canabinol (THC). O THC age no sistema nervoso através do receptor CB1, que evoluiu em associação com lipídios canabinoides produzidos pelo próprio cérebro (endógenos) na integração de apetite, sono e memória.

Os principais argumentos para a proibição da maconha são a criação de dependência, os graves prejuízos comportamentais quando usada precocemente ou em quadros de psicose latente, o dano pulmonar decorrente do fumo, os déficits agudos de memória, e a possibilidade de obter os mesmos efeitos terapêuticos através de análogos sintéticos.

Respondem os partidários da maconha que seu potencial aditivo é menor que o do álcool ou nicotina. Seu comércio legal, restrito a pessoas sãs e maiores de idade, eliminaria uma das causas importantes da violência urbana, até mesmo disponibilizando formas de uso inócuas, como o chiclete e o aerossol. Os déficits de memória seriam tão perigosos quanto uma leve embriaguez alcoólica, e seriam compensados pelo aumento da capacidade criativa e pelos vários efeitos medicinais do "cigarro de índio" que tantas bisavós compraram na farmácia, a um custo muito menor que fármacos com patente internacional.

O debate acirrou-se com a descoberta, em 2002, de que a anandamida, um canabinoide endógeno, inibe a proliferação neuronal no hipocampo de ratos adultos. Acredita-se atualmente que o bloqueio da renovação constante de neurônios hipocampais está associado à depressão, mesmo quando esta é causada por drogas de abuso como cocaína e álcool. À primeira vista, o achado pareceu dar vitória aos proibicionistas, sugerindo que a maconha prejudica o cérebro ao reduzir a neurogênese.

Entretanto, dados mais recentes embaralham as cartas e sugerem novas interpretações. Em 2005, publicou-se que o canabinoide exógeno HU210, um análogo sintético do THC, aumenta a neurogênese hipocampal em quase 50%, levando a um forte efeito antidepressivo em camundongos.

A discrepância de efeitos dos canabinoides endógenos e exógenos pode derivar de diferentes afinidades para o receptor CB1. Para decidir este debate será necessário conhecer melhor a ação neurogenética dos diferentes canabinoides. Há muito trabalho a fazer, até porque a ciência é propensa a reviravoltas. Por enquanto temos apenas uma constatação provisória: a maconha promove o surgimento de novos neurônios.

Dedo na ferida

O EMBATE MONISMO VERSUS DUALISMO SUSCITA AS MAIS ELEVADAS QUESTÕES filosóficas, mas por um erro conceitual acaba repercutindo em assunto muito mais prosaico, embora de urgente interesse público. O homem sempre se valeu de drogas para tratar corpo e espírito. Por razões históricas e econômicas, várias substâncias foram criminalizadas durante o século 20, criando um mercado negro de alta lucratividade. A repressão violenta ao narcotráfico alimenta a mais antiga maldição da espécie, a guerra que faz qualquer produto valer os olhos da cara. Nas últimas décadas, esse mecanismo perverso gerou desgraça e degeneração moral sem conseguir frear o consumo das substâncias banidas. Sendo inevitável que a sociedade comece a questionar a conveniência do proibicionismo, persiste o argumento de que drogas perigosas devem continuar ilegais. Mas o que é uma droga perigosa, biologicamente?

Comparemos as drogas ilícitas mais comuns, maconha e cocaína. Em doses baixas, a maconha anima a sensibilidade, pacifica dores e incrementa a criatividade. Já em doses altas desinfla a vontade, embota o espírito e dissolve os gestos, causando letargia e desmotivação. Comportamentalmente, a cocaína faz o contrário da maconha: agita o pensamento, aguça a vontade, e no limite conduz à paranoia e agressividade. A descontinuação do uso da maconha em usuários crônicos causa alteração de humor passageira, enquanto a abstinência da cocaína em usuários frequentes provoca grande ânsia de consumo da droga, com sintomas fisiológicos desagradáveis e depressão. O contraste dá sentido à distinção entre drogas "leves" e "pesadas", ou entre dependência fisiológica e psicológica.

É nesse ponto que certos porta-vozes da ciência se confundem, invocando um monismo desavisado para afirmar que todo vício "psicológico" é também "fisiológico". Nenhum cientista contesta que a vida psíquica tem base em processos bioquímicos. Mas não se pode negar a enorme diferença entre ter vômitos e diarreia por abstinência de heroína ou simplesmente sentir falta de um cafezinho a mais. Heroína e cocaína atuam em circuitos neurais relacionados ao prazer e à obtenção de recompensas, respectivamente. São percebidas pelo cérebro como substâncias altamente desejáveis, gerando dependência após poucas exposições. O álcool, a cafeína e os princípios ativos da maconha não atuam diretamente nesses mecanismos, gerando dependências mais brandas. Em altíssimas dosagens, todas essas drogas causam dependência. Mas nas doses de interesse medicinal ou recreativo, há gigantesca distância entre os vícios "psicológicos" e "fisiológicos".

O fato é que o uso de maconha fora dos grupos de risco — jovens em geral e adultos com tendências depressivas ou psicóticas — não ocasiona grande perigo para o indivíduo nem para a sociedade. Se é verdade que a legalização da maconha isoladamente teria pouco impacto no financiamento do tráfico, a medida criaria um mercado formal novo, devolvendo a erva à tabacaria. Sobretudo tiraria os pacíficos usuários de maconha da linha de fogo que separa a polícia dos traficantes de drogas mais "pesadas", protegendo-os de um confronto em que ambos os lados praticam a corrupção, a tortura e o assassinato, como exemplarmente retratado no filme *Tropa de Elite* (2007). É hora de discutir a fundo, com honestidade intelectual e dados empíricos. O bom senso adverte: sufocar as drogas com saco plástico mata.

Bacamartes na tabacaria

AFINAL, POR QUE É MESMO QUE A MACONHA FOI PROIBIDA? NO TEMPO DAS BISAvós, "cigarros índios" eram vendidos em farmácias e tabacarias para tratar asma, secreções, insônia e tédio. A indústria têxtil usava a planta, e seu óleo era reputado como ótimo para motores. Desde a proibição, em 1937, cresceram enormemente o consumo e a violência. O comércio mundial de maconha é estimado em bilhões de dólares anuais. Sua repressão mata milhares por ano.

Embora a proibição da maconha tenha sido motivada pela exclusão comercial de seus derivados e pela estigmatização de negros e latinos, tratou-se desde o início de lhe dar roupagem científica. Nas primeiras décadas alardeava-se que a maconha transformava pessoas de bem em assassinos. A partir dos anos 1960, o disparate foi substituído pela afirmação de que maconha causa câncer, bronquite e psicose, mata neurônios e leva a outras drogas. Câncer e bronquite são doenças do fumo, não da maconha. Deglutida ou inalada via vaporizadores, a maconha não causa nada disso. Ao contrário, tem componentes anticancerígenos e neuroprotetores. Maconha tampouco provoca psicose na imensa maioria das pessoas, embora em algumas o uso precoce e excessivo possa precipitar surtos. A maconha só leva a outras drogas porque quem as vende trafica outras substâncias ilegais. Seus efeitos psicológicos são na verdade opostos aos da cocaína ou crack. Comparar maconha a crack é como comparar vinho a formicida. Açúcar é veneno para o diabético, assim como sal para o hipertenso. Toda substância tem grupos de risco, e com a maconha não é diferente. Menores de 18 anos, gestantes, lactantes e pessoas com tendências psicóticas devem abster-se completamente.

Como tem dito o ex-presidente Fernando Henrique Cardoso, a guerra contra as drogas é uma desgraça ineficaz. Entretanto, nenhum presidente em exercício do poder teve coragem de enfrentar a polêmica. Estamos defasados nessa discussão, atrás de Argentina, México, Estados Unidos e Europa. Por pior que seja o abuso de maconha, são muito mais graves a corrupção, a tortura, a prisão e a execução. Só um mercado legal permite a rotulagem, limites de potência, tributação e idade mínima para uso. Tal comércio necessariamente retirará pessoas da ilegalidade, especialmente se houver oferta simultânea de empregos, para resgatar do crime grandes contingentes de jovens hoje aliciados pelo tráfico.

A quem interessa a proibição? Aos traficantes de drogas e armas, à banda podre da polícia e judiciário, às farmacêuticas que monopolizam patentes, e a certos psiquiatras que desejam proibir todas as drogas exceto as que eles mesmos prescrevem. São nossos "Simão Bacamarte", personagem de Machado de Assis que a todos internou, pois o único são era ele.

É hora de retirar os bacamartes da tabacaria. Respeitadas as regulamentações necessárias, a maconha é mais benigna do que álcool e tabaco. Sua proibição é maligna e precisa acabar. Já.

Maconha e arte

CONSIDERANDO QUE ATÉ UM GOVERNADOR DO ESTADO DO RIO DE JANEIRO COLOcou o dedo na ferida, propondo a legalização da maconha para diminuir a violência urbana, torna-se crucial compreender em detalhes seus efeitos biológicos e psicológicos. Sabemos que nosso cérebro produz substâncias muito semelhantes às moléculas psicoativas da maconha, chamadas canabinoides. O consumo da maconha fornece ao cérebro uma maior quantidade de substâncias que ele já possui, e que agem através de receptores de membrana específicos chamados CB1. Se o cérebro possui seus próprios canabinoides, se a maconha é ilegal e causa males respiratórios quando fumada, porque é que tantas pessoas ainda assim optam por consumí-la?

Adeptos da planta relatam que seu consumo induz uma aceleração do pensamento, com diminuição da atenção e da memória de curto prazo. Muitos usuários aprendem a dosar a ingestão da droga de forma a atingir uma exacerbada criatividade, fazendo da maconha uma das drogas preferidas pelos artistas. Não por acaso o cantor e compositor de reggae Peter Tosh, em seu hino pela legalização da maconha ("Legalize It"), inicia a lista de seus usuários na sociedade pelos cantores e instrumentistas. Quais são os mecanismos neurobiológicos responsáveis pela ligação entre maconha e arte?

Registrando a atividade de dezenas de neurônios de ratos por meio de microfios metálicos, neurofisiologistas húngaros e norte-americanos publicaram, em 2006, uma descoberta importante para elucidar esta questão. Os pesquisadores investigaram o efeito dos canabinoides sobre a atividade de neurônios do hipocampo, uma estrutura crucial para adquirir memórias. Verificaram que os canabinoides promovem uma redução na potência das ondas elétricas hipocampais, e que esta redução se correlaciona diretamente com déficits de memória numa tarefa de alternância espacial cujo aprendizado depende da integridade do hipocampo.

Quando os pesquisadores compararam a atividade de neurônios individuais antes e depois da administração dos canabinoides, verificaram que o tratamento teve apenas um leve impacto nas suas taxas de atividade. Entretanto, uma análise da coordenação temporal da atividade de grupos neuronais deixou claro que a sincronia dos disparos elétricos é fortemente diminuída pelos canabinoides, literalmente desordenando o processamento hipocampal.

Em conjunto, os resultados sugerem que uma das funções naturais dos canabinoides é o esquecimento das memórias obsoletas ou indesejadas, através da desorganização do traço de memória. Esta interpretação é reforçada pelo fato de que antagonistas do receptor CB1 dificultam o esquecimento de regras comportamentais quando estas deixam de ser relevantes para a sobrevivência do animal. Se os antagonistas de CB1 cristalizam memórias no hipocampo, "congelando" a configuração da rede neuronal, os canabinoides, por outro lado, parecem promover a restruturação mnemônica, aumentando a fluidez dos conceitos e ideias. Em princípio, este efeito explica o aumento da criatividade causado pela maconha.

Negócio da China

O *I-CHING* ESTÁ ENTRE OS MAIS ANTIGOS E MAIS DISSEMINADOS ORÁCULOS DIVINAtórios. Com pelo menos 4 mil anos, este livro se estrutura em torno de uma ideia simples: os acontecimentos do mundo são categorizáveis. Existem padrões naturais, psicológicos e sociais que, em linhas gerais, se repetem e sobretudo mutam uns nos outros de acordo com caminhos também finitos. O *I-Ching* mapeia estas situações em 64 hexagramas, cada um deles composto por seis linhas que podem ser fracas (yin) ou fortes (yang). Diversos métodos de sorteio permitem escolher, para cada situação vivida, um hexagrama que indica não o que ocorrerá no futuro, mas como se deve proceder no presente.

O uso aparentemente aleatório do *I-Ching* produz resultados desconcertantes até para os mais céticos, permitindo interpretar situações complexas de um ponto de vista quase sempre esclarecedor. Se o *I-Ching* detecta regularidades invisíveis para além da física conhecida, ou apenas captura aspectos essenciais da mente humana, é um mistério no limiar da ciência. O que não se contesta é que esse livro reflete o longo acúmulo cultural da civilização chinesa. Hoje, em vez de lançar moedas ou fazer a separação ritual dos caules de milefólio, pode-se consultar o *I-Ching* pela internet.

Estima-se em dezenas de milhões o número de pessoas viciadas em internet no mundo. A China é justamente o país onde o problema adquire contornos mais dramáticos, com mais de 15% da população entre 18 e 23 anos considerada dependente. Centenas de clínicas realizam internações compulsórias com tratamentos controvertidos que, até 2009, incluíam eletrochoques.

As possibilidades da internet são tão vastas que é compreensível que as pessoas, sobretudo os jovens, passem a viver através dela. É cada vez mais comum estar todo o tempo conectado, chegando a prejudicar o sono. Enquanto o cérebro viaja pelas galáxias, movem-se apenas dedos e olhos. Não surpreendentemente, o excesso de navegação pela internet é acompanhado de aumento da obesidade.

O que isso prenuncia? Difícil dizer. As maravilhas proporcionadas pela rede mundial de computadores criam, dialeticamente, condições para desequilíbrios cada vez maiores. Bons primatas que somos, nos lambuzamos vergonhosamente a cada novo pote de mel descoberto. Inventar a indústria em larga escala trouxe a poluição do ar, da água e da terra. Compreender o átomo logo serviu para massacrar o Japão até a rendição.

No livro *1Q84* de Haruki Murakami (ed. Alfaguara), um homem e uma mulher japoneses enfrentam, cada um a seu modo, o imenso poder da coletividade. Sociedades populosas como Japão e China evidenciam esse conflito sufocante para o indivíduo. Felizmente, um dos maiores poderes da internet é justamente permitir que qualquer pessoa possa alterar o curso da história. Pense em Edward Snowden. Pela primeira vez em 2014, um chinês processou o Estado por causa da poluição.

Recorro ao *I-Ching* para indagar como devemos proceder quanto ao vício em internet. O hexagrama é claro: "recuo". Aprender a conviver saudavelmente com algo tão interessante será um trabalho árduo – que em chinês se traduz por Kung Fu.

Cinema de índio

AYAHUASCA, HOASCA, IAGÉ, MARIRI E CAAPI DESIGNAM UM CHÁ ANCESTRALMENte usado por indígenas amazônicos para fins rituais. Atualmente, a infusão constitui o pilar de religiões de matriz brasileira, como o Santo Daime, a União do Vegetal e a Barquinha. Um dos mais notáveis efeitos de sua ingestão é a "miração" – há relatos de imaginações visuais tão vívidas quanto a realidade, mesmo de olhos fechados.

Para entender as bases neurais desse fenômeno, o neurocientista Dráulio de Araújo articulou e liderou uma equipe de físicos, biólogos e médicos da USP de Ribeirão Preto, do Instituto do Cérebro e do Hospital Onofre Lopes da UFRN e do Centro T. J. Watson da IBM, nos Estados Unidos. Investigamos registros de ressonância magnética funcional feitos em membros da Igreja do Santo Daime durante uma tarefa imagética de olhos fechados, antes e depois de beberem ayahuasca. Em artigo publicado, em 2011, na revista

Human Brain Mapping, relatamos que o chá produz um grande aumento na ativação de diversas áreas do córtex cerebral. Os resultados sugerem que as mirações são causadas pela potenciação de uma extensa rede cortical que envolve visão, memória e vontade.

Na área visual primária o nível de ativação durante a imaginação é comparável aos níveis de quem observa de olhos abertos uma imagem bem iluminada. A ingestão da bebida ritual intensifica a ação de áreas corticais relacionadas à memória episódica e a associações contextuais e também potencia regiões envolvidas com a imaginação prospectiva intencional, com a memória de trabalho e com o processamento de informações internas.

Em termos neuroquímicos, a ayahuasca afeta neurônios que utilizam serotonina, mas também, em menor grau, noradrenalina e dopamina. De que forma a modificação desses sistemas neurotransmissores aumenta a ativação cerebral e a vividez da imaginação é uma ótima questão científica em aberto. Seja como for, é compreensível que os xamãs da floresta tenham selecionado a ayahuasca culturalmente ao longo dos séculos para facilitar revelações místicas de natureza visual. Ao elevar a intensidade das imagens mentais ao nível das imagens percebidas de olhos abertos, a infusão confere status de realidade às vivências interiores.

A interpretação do fenômeno depende do ponto de vista. Para os místicos em busca da transcendência, a ayahuasca abre as portas da percepção para espíritos e mundos extracorpóreos. Para os materialistas, ela permite acessar, animar e navegar o vasto oceano do inconsciente, essa coleção absolutamente individual de memórias adquiridas durante a vida e de todas as suas combinações possíveis.

Psiconauta ácido e cético ou sacerdote divinamente conectado, o fato é que o bebedor do chá empreende uma travessia corajosa para dentro de si. Para ver além, fecha os olhos... e vê.

Andando em círculos

NO CAMPO DAS DROGAS LÍCITAS, O QUE DIZER DO METILFENIDATO, UMA DAS MAIS ardentes febres farmacológicas de nossos tempos? Sintetizado pela primeira vez em 1944, esse psicoestimulante tem uso aprovado para o tratamento do transtorno do déficit de atenção com hiperatividade (TDAH), da narcolepsia e de outros distúrbios. Ele provoca a inibição da recaptação de dopamina e noradrenalina, aumentando os níveis desses neurotransmissores na fenda sináptica de modo semelhante ao efeito da cocaína e das anfetaminas. Entretanto, por agir de forma mais lenta e duradoura que essas outras drogas, o metilfenidato tem efeitos fisiológicos mais moderados. Hoje milhões de pacientes em todo o planeta, principalmente uma crescente população de jovens e crianças com baixo rendimento escolar, dificuldades de concentração e outros sintomas relacionados ao TDAH, são tratados com essa substância. Em muitos casos o metilfenidato é benéfico e reputado como milagroso, mas em outros casos seu uso é controvertido, pois pode ser usado para mascarar os efeitos do cuidado negligente dos pais. O transtorno chega a ser chamado de "doença da mãe ruim", por ser mais comum em lares desagregados.

À medida que o diagnóstico de déficit de atenção e hiperatividade se generaliza, chegando a atingir assombrosos 10% da população infantil em algumas comunidades dos Estados Unidos, surgem questionamentos sobre os efeitos colaterais do metilfenidato. Pistas importantes foram apreendidas de um domínio bem distinto da sala de aula: a guerra. Em cinco anos, o uso de metilfenidato por tropas americanas cresceu 1.000%. Um estudo de 289 mil veteranos dos conflitos militares no Iraque e Afeganistão mostrou que a incidência do transtorno de estresse pós-traumático (TEPT) cresceu de 0,2% para 22% de 2002 até

2008. Curiosamente, os casos mais graves ocorreram em soldados que utilizaram metilfenidato para aumentar o alerta durante as atividades de combate. Isso acontece porque os neurotransmissores modulados positivamente pelo medicamento fortalecem a aquisição e consolidação de memórias, ou seja, eventos violentos da vivência bélica são gravados profundamente no cérebro dos usuários da substância. Pela mesma razão, remédios que bloqueiam os efeitos da noradrenalina e da dopamina têm efeito terapêutico para o TEPT, especialmente quando administrados poucas horas depois da aquisição de memórias traumáticas.

Se o metilfenidato potencializa a fixação do evento traumático, aprofundando a cicatriz mnemônica, ele também pode funcionar como um poderoso agente reforçador de marcas dolorosas. Transposto para o cotidiano onde imperam a anomia da televisão e o redemoinho das informações oferecidas pela internet, é de se esperar que esse fármaco tenha apenas efeitos benéficos sobre o aprendizado? Ou existe o perigo de um círculo vicioso, no qual lares desagregados geram filhos desajustados que, por sua vez, se tornam alvo de receitas médicas que aprofundam neuroses? Nesse pesadelo iatrogênico, a psicofarmacologia acabará servindo aos psicanalistas do futuro um prato cheio de problemas para tratar?

Quebrando o tabu

QUANDO FERNANDO HENRIQUE CARDOSO E KOFI ANNAN SE JUNTAM AO EX-PRESI-dente do Banco Central dos Estados Unidos, Paul Volcker, numa crítica veemente ao *status quo*, alguma coisa está fora da ordem.

Integrantes da Comissão Global de Política sobre Drogas, eles recomendaram em relatório o fim urgente da guerra às drogas, que já dizimou centenas de milhares de vidas, enquanto o consumo aumentou irrefreavelmente. Na proibição imperam a violência, o mercado negro que não paga impostos, a corrupção generalizada das autoridades, o descontrole sobre a qualidade dos produtos consumidos e a vedação do uso terapêutico.

Diante do acúmulo de tantos males, placas tectônicas têm se movido. Inicia-se um debate que expõe de forma inédita o desastre social e econômico da proibição. Diversos países começam a experimentar alternativas, incluindo a regulamentação dos usos medicinal, recreativo ou religioso. No Brasil, a repressão às marchas da maconha levou a questão ao Supremo Tribunal Federal, que garantiu por unanimidade o direito de livre manifestação de opinião.

Na efervescência do embate ideológico, prosperam sofismas. Um bom exemplo é o *clipping* veiculado pela Associação Brasileira de Psiquiatria, em junho de 2011, intitulado "Pesquisa mostra efeito adverso da maconha que ainda era desconhecido". No texto, destaca-se que "usuários 'pesados' têm perda de 20% dos receptores canabinoides". Nas palavras do psiquiatra Dartiu Xavier, da Unifesp, "trata-se de um texto alarmista que sugere até mesmo danos irreversíveis, quando na verdade o estudo original apenas diz respeito a um mecanismo reversível de supra e infrarregulação conhecido há décadas".

Como regulamentar o uso de substâncias psicoativas quando a síntese química cria novos compostos a todo instante? É possível proibir o que nem existe ainda, ou se trata de criar novas formas de educação sobre o assunto? Como desmobilizar os vastos contingentes armados envolvidos no tráfico de drogas? Sem algum tipo de anistia para pequenos infratores, o efeito colateral do fim do narcotráfico pode ser um aumento da incidência de outros crimes. Como lidar com grupos de risco? Se a maconha for proibida por ser perigosa para uma pequena parcela da população, deveríamos proibir também o açúcar por causa dos diabéticos? Que papel deve caber ao Estado num futuro mercado legal de drogas hoje ilícitas? A prisão do *grower* — usuário que cultiva a erva para consumo próprio — Sativa Lover, no Distrito Federal, colocou atrás das grades alguém que, em outras circunstâncias, teria box de hortifrutigranjeiro na central de abastecimento (Ceasa). O que precisa ocorrer para que cesse essa sandice?

Os proibicionistas defendem o plebiscito como panaceia contra a rebelião instaurada. Já os progressistas creem que direitos individuais não podem ser decididos por maioria, vide as questões do divórcio e dos direitos de homossexuais. Difícil saber o que resultaria de um plebiscito, pois isso depende da forma da pergunta. "Você criminalizaria drogas leves como cerveja, cigarro e maconha?" Aposto que a resposta seria majoritariamente "não".

A ciência e o medo

A MAIOR DÁDIVA DA CIÊNCIA PARA A HUMANIDADE É A LIBERTAÇÃO DO MEDO. Imagine por um instante nosso passado neolítico. Todos os dias era preciso conviver com medos terríveis: predadores letais, conflitos tribais, frio e calor, fome e sede, seca e enchente, sem falar do mítico medo da noite eterna, tão bem documentado entre o povo maia: o temor de que o sol um dia partisse e nunca mais regressasse. A ciência nasceu como técnica de controle da realidade e de seus inúmeros perigos, muitas vezes transformando a dificuldade em ferramenta. Pense no fogo, na fermentação dos alimentos e no uso medicinal de substâncias. Com a ciência veio a esperança de um futuro cada vez melhor, com mais conforto e segurança, menos sofrimento e medo.

Há cerca de trinta anos, surgiu um temor novo que ceifou milhões de vidas e instalou pânico moral na sociedade, conspurcando a beleza do sexo com a fobia de uma contaminação fatal. É o vírus HIV, capaz de deflagrar a pane imunológica que chamamos de aids. Estima-se que existam no planeta mais de 33 milhões de portadores de HIV, chegando a 25% dos cidadãos de certos países africanos. Na ausência de cura, grande esforço foi feito para informar a população mundial sobre os modos de prevenir a infecção. Também houve avanço no desenvolvimento de drogas antivirais capazes de estancar o curso da doença. Infelizmente tais drogas podem causar sérios efeitos colaterais, precisam ser tomadas ininterruptamente por toda a vida, e apresentam custo proibitivo para a maior parte dos pacientes.

Por essa razão, causa muita esperança e orgulho a descoberta de que anticorpos monoclonais podem ser usados para debelar o HIV. Realizado pelo grupo do brasileiro Michel Nussenzweig, na Universidade Rockefeller, nos Estados Unidos, o estudo publicado em 2012 na revista *Nature* aponta o caminho para uma terapia de aids mais segura, barata e duradoura. Permite também vislumbrar o dia histórico em que será anunciada uma vacina anti-HIV.

Medo e desesperança, por outro lado, emanaram de um artigo de capa da revista *Veja*, em 26 de outubro de 2012. Alegando refletir as mais recentes descobertas científicas sobre a maconha, o artigo esforçou-se por insuflar ao máximo o receio em relação à planta. Citou seletivamente a bibliografia especializada, simplificou e omitiu resultados, distorceu e exagerou sem constrangimentos para afinal concluir, nas palavras do psiquiatra Valentim Gentil, que "se fosse para escolher uma única droga a ser banida, seria a maconha".

Em tempos de crack na esquina e cachaça a três reais o litro, não é preciso ser médico para perceber o equívoco da afirmação. O destaque dado à matéria contrastou com seu parco embasamento empírico, que ignorou fartas evidências sobre o uso medicinal da maconha, a segurança de seu consumo não abusivo, a existência de alternativas não tabagistas e as consequências nefastas do proibicionismo. O bom nome da ciência não pode ser usado ideologicamente para propagar preconceitos e fomentar pânico moral. A ciência deve sempre ser usada em prol do gênero humano, para arrefecer seus medos e não suscitá-los.

Ignorância tem perna curta

A CONTRAPELO DA PROPAGANDA MISTIFICADORA QUE AINDA SUSTENTA O PROIBI-cionismo, a ciência tem progredido de modo esclarecedor para a compreensão dos mecanismos de ação das substâncias psicoativas e de seu uso terapêutico. Em 2012, uma colaboração internacional envolvendo vários laboratórios do Brasil, França e Alemanha revelou o modo de ação de um lipídeo anti-inflamatório chamado lipoxina. Os experimentos iniciados durante o doutorado de Fabrício Pamplona, com a orientação de Reinaldo Takahashi, na Universidade Federal de Santa Catarina, mostraram que a lipoxina age no cérebro através do receptor canabinoide de tipo 1 (CB1), atuando como um regulador cuja presença ou ausência favorece seletivamente os efeitos da anandamida ou do araquidonoilglicerol, os dois principais agentes endocanabinoides do sistema nervoso central.

Ao modificar estruturalmente o receptor CB1, a lipoxina aumenta sua afinidade pela anandamida. O estudo, publicado na revista *Proceedings of the National Academy of Sciences*, joga luz sobre a anandamida, que por ter baixa afinidade química pelo receptor CB1 andava desacreditada como endocanabinoide relevante. Grande parte do efeito a ela atribuído pode na verdade ser causada pela lipoxina. Além disso, é possível que o efeito positivo dos canabinoides no tratamento de Alzheimer também seja mediado por lipoxina, o que pode fazer dela um novo alvo farmacológico para aplicações clínicas.

Outro avanço recente relacionado ao uso medicinal de substâncias psicoativas foi a demonstração inequívoca de que um tratamento que combina psicoterapia com administração de metilenodioximetanfetamina (MDMA), o princípio ativo do ecstasy, pode atenuar traumas. Sintetizado pela primeira vez em 1912, o MDMA teve uso psicoterapêutico reconhecido na década de 1960, mas com a deflagração da guerra às drogas o MDMA foi banido da prática clínica. Felizmente a recusa ao conhecimento tem pernas curtas. Experimentos com pessoas afetadas por grave transtorno do estresse pós-traumático (TEPT), com uma média de 19 anos de sofrimento refratário a outros tratamentos, mostraram que a combinação de MDMA e psicoterapia pode eliminar o TEPT. Como demonstrado no *Journal of Psychopharmacology* por Michael e Ann Mithoefer, 83% dos pacientes tratados com MDMA durante a psicoterapia apresentaram uma diminuição robusta dos sintomas patológicos, enquanto apenas 25% dos pacientes tratados com placebo mostraram melhoras. O mais impressionante é que os benefícios da terapia com MDMA foram mantidos quatro anos mais tarde.

Esses resultados foram discutidos em reportagem de capa no jornal *The New York Times,* e a revista *Nature* os celebrou como "espetaculares". Diversas publicações militares também reagiram favoravelmente, pois milhões de ex-combatentes americanos sofrem de TEPT. Será difícil para o Pentágono recusar-se a aceitar uma terapia que comprovadamente ajuda veteranos de guerra traumatizados. Os próximos anos prometem ser muito transformadores no que diz respeito ao reconhecimento do papel medicinal das substâncias psicoativas.

Maconha faz bem

EM 2009, DURANTE A REUNIÃO ANUAL DA SOCIEDADE BRASILEIRA DE NEUROCIÊNcias e Comportamento (SBNeC), em Caxambu, realizou-se um debate histórico sobre drogas lícitas e ilícitas, totalizando mais de 5 horas de acalorada interação entre os palestrantes e as cerca de duas centenas de pessoas na plateia. Cinco anos depois, realizou-se na Universidade de Campinas uma ampla discussão sobre drogas, culminando no debate de três questões provocativas: *Maconha faz bem? Maconha faz mal? Devemos legalizar a maconha?* Mil pessoas participaram com entusiasmo, refletindo o crescente interesse sobre o assunto. Nem o mais otimista dos ativistas imaginaria que a causa da legalização da maconha poderia avançar tão rapidamente quanto nos últimos anos. Projetos de lei com esse teor foram propostos pelos deputados Jean Wyllys e Eurico Júnior. Uma iniciativa popular pela legalização com 20 mil assinaturas tramita no Congresso desde fevereiro de 2014, sob a relatoria do senador Cristovam Buarque. Espera-se que recomende a regulamentação da maconha medicinal.

O movimento abolicionista avança. Marchas da maconha anuais nas maiores cidades do país reuniram milhares de pessoas em harmonia. Sem polícia e sem violência, desponta uma mudança positiva na relação do poder público com os ativistas canábicos. As marchas podem vir a ser as "novas paradas LGBT", mescla de pautas e pessoas distintas unidas pela solidariedade e bom humor. Se antes reuniam quase que exclusivamente os usuários da erva, agora agregam não-usuários fartos de verem familiares e amigos se arriscarem para adquiri-la, serem presos por vendê-la ou morrerem por cruzar a linha de fogo dessa guerra maldita.

Ainda poucos, mas cobertos de razão, começam também a figurar no movimento as mães e pais de crianças com doenças graves que requerem tratamento canabinoide. Sanjay Gupta, médico oficial da CNN que em 2009 negou peremptoriamente o uso medicinal da maconha, veio a público em 2014 pedir desculpas por ter ignorado abundantes evidências científicas a favor desse uso (www.youtube.com/watch?v=masMvgv9mj8). No Brasil, o documentário "Ilegal" levou à TV, em horário nobre dominical, o drama de um casal que conseguiu a duras penas o direito de importar o potente canabinoide anti-epiléptico chamado canabidiol (CBD) para tratar sua filha (bitly.com/ILEGAL).

É importante lembrar que foi um cientista brasileiro, o grande Elisaldo Carlini, o primeiro a descrever o uso anti-epiléptico do CBD. Num país em que boa parte da ciência é meramente confirmatória, Carlini iniciou há mais de quarenta anos a caracterização pioneira dos efeitos medicinais da maconha. Entretanto, alguns psiquiatras defendem que apenas sejam usados na medicina os princípios ativos purificados da maconha, mas não a planta. Essa posição ignora que a maconha foi selecionada pelo ser humano ao longo de inúmeras gerações até chegar a ser o que é hoje: mistura complexa de dezenas de canabinoides que isoladamente chegam até mesmo a ser perigosos para certas pessoas, mas misturados podem ser mais eficazes e sobretudo seguros.

Esse "efeito comitê" da mistura de canabinoides não é ignorado pelos especialistas, mas vem sendo seletivamente omitido na imprensa. É perfeitamente possível – como amplamente demonstrado nos Estados Unidos – prescrever e dosar o uso fitoterápico de variedades específicas da maconha, com proporções bem definidas dos canabinoides de interesse. Mas isso não dará lucro às grandes farmacêuticas...

Há milênios, desde muito antes da medicina ocidental existir, maconha é remédio para dores do corpo e da mente. Dizer que o uso terapêutico dos canabinoides isolados é seguro mas o da planta não é, assemelha-se a defender a cesariana duvidando do parto natural.

Quando um debate está confuso, analogias podem ajudar. A maconha está para as plantas como o cachorro para os animais, espécies moldadas por nossos ancestrais em muitas "raças" com diferentes utilidades. São criações humanas para satisfazer necessidades humanas. Manter a proibição da maconha é tão irracional quanto pretender proibir os cães. Cachorro faz bem? Cachorro faz mal? Devemos legalizar o cachorro?

Reduzindo abusos

SOMOS UNS EXAGERADOS. QUANDO DESCOBRIMOS UM NOVO PRAZER, TENDEMOS a abusar, especialmente no início, quando ainda não temos experiência. Excessos diante do novo são comuns em nossa espécie. Felizmente, há males que vêm para o bem. Muitas vezes é um mal menor que cura o Mal maior. Assim é desde o início dos tempos. A redução de danos é quase tão antiga quanto o dano em si.

Pense na revolução sexual. A comercialização da pílula anticoncepcional deu origem às gerações mais amorosamente livres da história, mas a alegria durou pouco. A disseminação do HIV e outras doenças sexualmente transmissíveis levou à política sanitária de estímulo ao uso de preservativos. Até os anos 1980, eram raríssimas as pessoas dispostas a aderir ao sexo emborrachado. O preservativo parecia tão inútil quanto o cinto de segurança... Hoje ambos são imprescindíveis. A troca da conjunção carnal pela intimidade plastificada matou em parte a poesia do amor, mas salvou milhões de vidas em todo o mundo, além de reduzir a natalidade em países pobres marcados pela explosão populacional. A despeito dos protestos da Igreja mais conservadora, não foi o chamado à abstinência que refreou o avanço da aids, mas sim o estímulo, por parte de governos, organizações e indivíduos, ao sexo seguro.

No problema da dependência química a redução de danos é crucial. Há décadas usuários de tabaco adotam chicletes e adesivos de nicotina para parar de fumar. Em casos de dependência extrema, vem despontando o uso de substâncias psicodélicas. Um exemplo eloquente do potencial terapêutico dessas substâncias é o estudo sobre o uso da iboga para tratar dependentes químicos, recentemente publicado no *Journal of Psychopharmacology* por pesquisadores da ONG Plantando Consciência e da Unifesp. A iboga é um arbusto africano de onde se extrai o potente alucinógeno ibogaína, de uso xamânico secular. No estudo de Eduardo Schenberg, Maria Angélica Comis, Bruno Rasmussen e Dartiu Xavier, 75 dependentes de cocaína, crack ou álcool foram tratados com ibogaína em ambiente hospitalar. Os resultados mostraram que 100% das mulheres e 51% dos homens tornaram-se abstinentes por vários meses após o tratamento, bem acima dos cerca de 30% alcançados por psicoterapia e outras terapêuticas para drogas.

A redução de danos também tem implicações diretas para a política de segurança. Desde o início de 2015 vem ocorrendo uma ofensiva inédita das polícias civil e federal contra os *growers*, isto é, pessoas que praticam o cultivo caseiro de maconha. Plantas e sementes vêm sendo apreendidos e ativistas vêm sendo presos e indiciados. Um deles, Flávio Dilan "Cabelo", apresenta um quadro epilético que era medicado com maconha até a sua prisão. Encarcerado e apartado de seu cultivo medicinal, tem apresentado convulsões que o fragilizam no brutal ambiente da cadeia. É chocante que o aparato de repressão estatal se mobilize contra jovens que se recusam a alimentar o narcotráfico. A quem interessa tal situação? Certamente não à redução dos terríveis danos da guerra às drogas.

Rehab

O LÍDER RELIGIOSO RAS GERALDINHO ENCONTRA-SE APRISIONADO DESDE 2012 POR cultivar *Cannabis* para uso ritual. O encarceramento prolongado desse sacerdote encontra abrigo na ambiguidade da lei, que deixa a critério subjetivo do juiz definir se um cultivador é usuário ou traficante.

Não sabemos ao certo em que momento nossos ancestrais começaram a ingerir drogas, mas é seguro afirmar que o uso religioso, terapêutico ou recreativo de substâncias extraídas da natureza constitui um comportamento fundante da experiência humana. Muito recente, por outro lado, é a noção de que certas substâncias precisam ser banidas. Como experimento global o proibicionismo debutou em 1924, na Conferência Internacional do Ópio realizada em Genebra pela Liga das Nações. Útil e servil, o representante brasileiro afirmou que a maconha matava mais que o ópio. Prosperou desde então a noção hipócrita de um mundo livre de drogas, exceto álcool, tabaco e tudo o mais que se compra nas farmácias e supermercados.

A retórica paternalista dos proibicionistas sustentou que a severidade da punição faria cessar o uso de drogas. Entretanto, os quase oitenta anos de proibicionismo produziram o contrário: expansão da quantidade de usuários, das drogas consumidas e do número de jovens pobres encarcerados, além de uma escalada tenebrosa da brutalidade associada ao tráfico e sua repressão. Como explicar um desastre tão retumbante?

Para entender o que ocorreu, é preciso lembrar que o proibicionismo gera medo em nível psicológico e mercado negro em nível econômico. É preciso também considerar que o efeito de uma droga é produto da interação de três fatores: a substância em si, o corpo em que ela age e o ambiente em que é utilizada. Quando uma droga é proibida, efeitos deletérios são desencadeados em seus três eixos. A ilegalidade promove adulteração e degradação química, impossibilitando conhecer a dose efetiva. Também dificulta-se a proteção ao corpo dos usuários, pelo cerceamento da livre conversação capaz de esclarecer quais são os grupos de risco e os modos de uso seguro de cada droga. Por fim são geradas mazelas no âmbito social: corrupção do sistema legal, fomento da violência e, logicamente, estímulo à paranoia. Dos males, o maior.

A triste verdade é que a droga mais pesada de todas, capaz de intoxicar o debate e impedir a implementação de alternativas eficazes, é justamente o proibicionismo. Como tem proposto a Comissão Global sobre Drogas, é preciso não proibi-las, mas sim regulamentá-las, buscando a redução de danos e o tratamento isonômico para drogas com potencial danoso semelhante. Taxação e controle de qualidade de todas as substâncias, em articulação com políticas de emprego, esporte e cultura, podem asfixiar o mercado negro e iluminar os subterrâneos de uma ordem social que encarcera e pune apenas os mais fracos.

O proibicionismo morreu, agora há que superá-lo. O Brasil tem a responsabilidade histórica de abolir o equívoco que ajudou a criar. Qual a melhor forma de legalizar e regulamentar as drogas?

Novo, mas nem tão admirável

UMA MORTE PREPARADA PARA SER UM ACONTECIMENTO GLOBAL, UM EPISÓDIO DEliberadamente público: parece ter sido assim com Aldous Huxley (1894-1963). O escritor inglês agonizava em estágio terminal de câncer quando tomou nas mãos uma caneta e um pedaço de papel. Aquilo que à primeira vista se mostrou uma confusão de rabiscos era um pedido. Uma nota simples, quatro palavras: "LSD intramuscular 100 microgramas".

A mulher de Huxley, Laura, olhou para ele e voltou a fitar o papel. Decidiu não aceitar a ajuda de um médico; buscou seringa, agulha e ampola. Aplicou a injeção. Algum tempo depois, repetiu o processo. Ao lado da cama, ela viu as horas passarem. Durante todo o tempo, o autor de *Admirável Mundo Novo* e *As Portas da Percepção* esteve sereno, até que, nas palavras dela, "assumiu um semblante muito belo e morreu".

Assim, o decesso de Huxley, com o auxílio da dietilamida do ácido lisérgico, parece ter sido planejado para afirmar a promessa psicodélica de um futuro melhor, tanto na vida quanto na morte. Um futuro hipertecnológico de criatividade máxima a favor da humanidade, utopia neomarxista de tempo livre para fruir a existência na arte, esporte e ciência.

Isso tudo a partir de uma substância serotonérgica não-aditiva, apenas sintetizada por humanos, capaz de alterar a consciência de forma contundente mesmo em doses diminutas, mil vezes menores do que as encontradas em compostos alucinógenos produzidos por fungos e vegetais. Todos eles de ação tão poderosa sobre a mente que recebem o nome de enteógenos, aqueles que "manifestam o divino internamente".

Os planos de Huxley, no entanto, se frustraram. No mesmo dia, em Dallas, John F. Kennedy seria assassinado, e o ato final lisérgico do escritor inglês daria lugar nas manchetes à comoção nacional, teorias conspiratórias, a imagem de um tiro mil vezes repetida.

Em 1963, ano da morte de Huxley, o uso do LSD, sintetizado, em 1938, pelo cientista suíço Albert Hofmann (1906-2008), estava começando a se disseminar. Ainda estava por vir o psicodelismo que culminaria no "Summer of Love", em 1967. Mas a despeito das mudanças nos costumes, imperava a mesma política do último bilhão de anos: a lei da selva, bombas e mais bombas sobre o Mekong.

A revolução psicodélica vislumbrada por Hofmann e Huxley ainda está por se cumprir. Somos prisioneiros de instintos que vêm de um passado remoto, comportamentos selecionados ao longo de inúmeras gerações, sem os quais nossos ancestrais não teriam sobrevivido e prevalecido: violência para fora do grupo e solidariedade para dentro. Sentir que a vida é luta constante, que somos "nós contra eles", é a base mais antiga de nosso sucesso como espécie. Evoluímos na escassez de tudo, capazes de devorar e extinguir a megafauna do pleistoceno — nem mesmo os mamutes tiveram chance contra os caçadores famélicos que certamente disputaram a pedradas o alimento que escasseava.

A guerra, portanto, foi inevitável desde o início dos tempos. Quem não foi brutal, excludente e coercitivo com "os de fora" pereceu. Entretanto, evoluiu ao mesmo tempo um depurado amor ao próximo, com o refinamento da "teoria da mente", isto é, a capacidade de presumir e simular a mente alheia, cerne da empatia que mantém os grupos cooperativos e coesos. Sem tal capacidade empática a espécie tampouco teria sobrevivido.

Em paralelo a esses instintos, evoluía nossa capacidade de sonhar. Se todos os mamíferos sonham, foi entre nós, humanos, que a capacidade biológica de remodelar memórias se transformou numa arte mística de acúmulo cultural. De enorme importância na Antiguidade, o vislumbre do amanhã com base no ontem, nas nossas experiências da vigília, tão especialmente propiciada pelos sonhos, deixou nos textos mais arcanos as marcas abundantes da crença em realidades paralelas.

Foi só o começo. Quanto tempo terá se passado até que nossos ancestrais desenvolvessem a capacidade de, mesmo despertos, imaginarem o futuro com base no passado, em escala que vai de minutos a décadas? Bem próxima da capacidade de "sonhar dormindo", a capacidade de "sonhar acordado" pode ter surgido como invasão onírica da vigília.

Foi nesse período, regido por uma mentalidade ainda bem diferente da nossa, que deve ter começado a se disseminar culturalmente a ingestão de substâncias químicas para sonhar acordado e "ter clarões". O consumo acidental de extratos vegetais ou animais deu lugar ao experimentalismo dos xamãs, início da medicina. O uso de psicodélicos para vislumbrar mistérios é prática mais antiga do que os ritos secretos de Elêusis.

E isso não é tudo. Na hipótese do psicólogo americano Julian Jaynes (1920-1997) sobre a emergência da consciência humana, até três mil anos atrás nossos ancestrais eram semelhantes a esquizofrênicos, "autômatos" movidos por necessidades básicas, sem muitas memórias do passado ou planos elaborados para o futuro, mas capazes de ouvir vozes "externas" de comando, elogio ou censura.

Há evidências arqueológicas e históricas de que nossos antepassados nessa época eram regidos por certas "vozes dos deuses". Divindades que não eram espíritos desencarnados ou entidades do mundo extrafísico, mas sim lembranças concretas: memórias auditivas das vozes dos reis mortos interpretadas como prova irrefutável de vida após a morte, alucinações vívidas capazes de comandar os atos dos indivíduos segundo os preceitos da experiência ao longo dos séculos. Orientados por tais vozes, os faraós —verdadeiros e psicóticos deuses vivos— ordenavam plantar, colher, guerrear, escravizar e sobretudo, notavelmente, erigir colossais montanhas artificiais para nelas habitarem após a morte. Segundo Jaynes, nossa consciência deriva da fusão das vozes dos deuses (passado e futuro) com a voz do autômato (presente), gerando um ego reflexivo que dialoga permanentemente consigo próprio.

Não estamos tão distantes dos hominídeos primitivos concebidos por Stanley Kubrick e Arthur C. Clarke em *2001: Uma Odisseia no Espaço*. Percorremos em poucos milhões de anos o caminho que vai do *Homo* ao *sapiens sapiens*, em bandos cada vez maiores, de dezenas a centenas e logo milhões de pessoas unidas por línguas e bandeiras, em guerras cada vez maiores e piores mas também, é importante dizer, cada vez mais críticas em relação a um mundo em que o instinto de acumulação — de alimento, no princípio — virou cobiça, avareza e usura.

E agora essa novidade: todos. Depois da internet: todos nós. O capitalismo vertiginoso criando as ferramentas para que paz e guerra se generalizem, o poder máximo de um e de todos, potencial para que não reste ninguém "de fora". Todos "dentro" no mesmo planeta, gente, gente e mais gente.

A aceleração da história e o paroxismo de tantos absurdos parecem uma alucinação. Pense nos engarrafamentos abomináveis que tomaram de assalto as cidades do Brasil. Serão reais esses cortejos estáticos e metálicos de 50 km em lugar que há tão pouco tempo foi uma aprazível vila à beira rio? Quando será o primeiro engarrafamento que vai durar uma semana inteira? Isso é viver? Pingue o colírio alucinógeno quem souber a resposta.

Desequilíbrio é a norma. O modelo econômico é crescer a qualquer custo. Crescer para onde? Para quê? Até quando? Tudo que tocamos vira lixo, embalagens e mais embalagens de coisas cada vez mais efêmeras. Como aceitar as hidrelétricas da Amazônia, pirâmides faraônicas em solo pobre, a maldição do assoreamento dos leitos de rio, conspurcação de flora, fauna e gente? O *bulldozer* avança para dar às empreiteiras, mineradoras e madeireiras o que elas mais querem. Os guerreiros munduruku, que por séculos se adaptaram como puderam ao homem branco, hoje enfrentam a construção de Belo Monte com o destemor das causas impossíveis, sabendo que as menos midiáticas hidrelétricas do Tapajós são as próximas da lista.

Quão perto estamos da traição histórica dos índios do Xingu, cinquenta anos depois do pacto negociado pelos irmãos Villas Bôas? "Se deixarem suas terras, migrarem para bem longe e se reunirem diversas etnias num parque apenas, bem longe da civilização, aí estarão em paz." Engano? Vamos cimentar a floresta para gerar energia e enviar *commodities* para a China vender ao mundo mais badulaques e carros descartáveis? O genocídio dos Guarani-Kaiowá, a morte do rio Xingu. Para quê, mesmo?

Vivemos uma crise de confiança no progresso. A própria ciência perde lastro ao se pós-modernizar, cada vez mais contaminada pelos conflitos de interesse do mercado. Fármacos vendidos como panaceias pelas maiores empresas do ramo têm sua eficácia questionada, ao mesmo tempo em que se verifica que seus efeitos colaterais foram subestimados por vieses comerciais nos estudos que originalmente firmaram seu valor clínico.

O ideário do lucro corrompe a medicina, sem poupar a pesquisa básica que sempre se julgou em torre de marfim. As revistas científicas de máximo prestígio, fiéis da balança na distribuição de recursos, abrigam cada vez mais exageros, sensacionalismos, fraudes e shows midiáticos. Quem se lembra do Dr. Hwang Woo-suk, o barão de Münchhausen coreano que fingiu, em plena capa da revista *Science*, clonar células-tronco embrionárias humanas?

Terá saído pela culatra a popularização da ciência em jornais e revistas, consumidas por leigos como produto embrulhado em marketing na mesma prateleira da fofoca e da novela? O pão e circo das novas arenas esportivas prenuncia a futebolização da pesquisa e a descorporificação da própria vida, pretensão de "libertar o cérebro do corpo".

Para entender a doença dessa civilização hipertecnológica é preciso imaginar seu devir. Talvez ninguém tenha antevisto tão claramente os dilemas existenciais e éticos do futuro quanto os escritores Philip K. Dick e William Gibson em seu "cyberpunk", gênero da ficção científica que mescla elementos de história policial, filme noir e prosa pós-moderna. Em seus livros, conceberam não apenas os problemas da interação com máquinas que imitam pessoas – que remetem aos capciosos robôs asimovianos ou ao ardiloso computador Hal 9000 criado por Clarke e Kubrick –, mas também questões que envolvem o que podemos chamar de pessoas-máquina, híbridas em percepção, ação e sobretudo afeto. Seres meio carne, meio plástico, misturas de fios e nervos que documentam seu entorno com olhos que tudo filmam e repassam para redes de usuários em tempo real.

Não falta muito para isso, com câmeras de vigilância em cada esquina, celulares onipresentes e óculos google. O fim dos segredos seria a premissa para o fim da violência, como imaginou Wim Wenders em seu *O Fim da Violência* (1997)? Ou nos tornaremos apenas e cada vez mais decrépitos *voyeurs* da dor e do prazer alheios, peões em sociedades de vigilância e controle, reféns da "transparência" e do monitoramento constante do governo, indivíduos e corporações?

Em *Neuromancer*, de Gibson, uma máquina consciente controla uma poderosa corporação a serviço de velhos plutocratas, mantidos em animação suspensa e despertados periodicamente apenas para dar diretrizes e logo serem novamente submetidos à criopreservação, a fim de envelhecer o menos possível. No mundo real, o controle de moléculas como as telomerases, que regulam o envelhecimento celular, aponta para um futuro em que mesmo pessoas muito idosas poderão habitar corpos novos. Pessoas transgênicas cuja idade não se revelará nos traços externos – uma extensão da lógica de seleção artificial que serve de base à agricultura e pecuária atuais.

Nesse percurso que coisifica os seres, respiramos uma atmosfera de crescente massificação ideológica, necessária à sustentação de tamanha desigualdade de oportunidades. Catadupas de dinheiro gasto em campanhas eleitorais, pesquisas qualitativas orientando o governo, a versão mais importante do que o fato. Do outro lado, rizomas, gretas no muro, resistência ninja e *leaks* de toda ordem.

O *cyberpunk* é nossa Cassandra e com suas visões apocalípticas teremos que lidar. Os *blackblocs* anticapitalistas hoje encaram a concretude da violência e o perigo que isso encerra, pois o Estado tem a violência em seu DNA. A videogamização do mundo já permite matar de longe como se fosse brincadeira. Em breve, a polícia não vai mais enfrentar o conflito social, vão mandar drones. E os adolescentes do outro lado da trincheira terão ainda mais razões para se revoltar.

Precisamos encarar os fatos: não haverá paz enquanto não houver piso e teto para a riqueza. Por que alguém quer ser bilionário?

A ganância é uma doença, persistência perversa do instinto da acumulação quando ele já se tornou obsoleto e deletério. A atitude antes prudente mas agora patológica do "quanto mais melhor", levando à pulsão de acumulação infinita, pode destruir a espécie ou criar espécies diferentes de humanos: os ricos e os pobres.

Desde a revolução verde de sementes e fertilizantes, há cerca de meio século, já existem condições técnicas para que se distribua comida para todos. Deveria ser o fim da guerra, início da era em que os instintos da acumulação e da violência já não são adaptativos. Mesmo assim, os mais ricos continuam a querer acumular. E ficam honestamente ofendidos quando isso é questionado. Somos vítimas de um conflito de instintos: a acumulação abusiva contra o redentor amor ao próximo.

É justamente nessa disjuntiva que o tema dos psicodélicos recobra sua atualidade. De um lado, como antecipado por Philip K. Dick, o problema do proibicionismo. O cidadão comum vive na mais espessa ignorância no que diz respeito aos efeitos, doses e grupos de risco das drogas consideradas ilícitas, sem falar no pesadelo permanente da criminalização e do castigo, certamente a causa maior da paranoia por parte dos usuários. O mercado negro retratado por Dick em *Minority Report* antecipa o medo e a insalubridade como consequências lógicas do proibicionismo.

E isso não é tudo, pois a multifacetação psicodélica da consciência se mescla à identidade incerta da internet. O *scramblersuit* descrito no livro *O Homem Duplo*, traje capaz de mudar completamente a aparência de uma pessoa, metaforiza um momento em que a própria identidade é conjectura, em que viver é cada vez mais complexo e, sobretudo, impreciso. Em *Total Recall*, as memórias são simplesmente implantadas. Em *Blade Runner*, não há como saber se as lembranças correspondem aos fatos.

A neurociência constata que a percepção é relativa. A realidade é construída, presumida e fugidia. O futuro distópico de guerra, lixo e desigualdade antevisto por Dick, em que as drogas servem apenas ao entorpecimento da razão, é o abismo com que nos deparamos, encurralados por nossos piores instintos. Mas existe outro caminho, uma rota para a qual a meditação, a respiração e os psicodélicos parecem ser chaves mestras. De origem milenar, estas chaves encontram na neurociência já a partir dos anos 1960 um espaço fértil para novas descobertas, através da combinação de autoexperimentação com imagens concomitantes da atividade cerebral.

Introspecção é a senha. Se a física quântica pode chegar a revelar algo essencial sobre a consciência, a viagem às profundezas da mente pode revelar algo fundamental sobre o universo, o tempo, a matéria e a sociedade.

A psiconáutica – navegação da mente – está mais viva do que nunca, agregando valor às ideias mais transformadoras. Steve Jobs atribuiu sua criatividade ao LSD. O prêmio Nobel Kary Mullis, inventor da reação em cadeia da polimerase, que revolucionou a genética e a medicina, também conferiu à experiência com o LSD a sua melhor inspiração. Os benefícios terapêuticos dos psicodélicos são cada vez mais evidentes no tratamento do trauma, dos estados terminais e do abuso de substâncias aditivas, mas também são notáveis quando aplicados a problemas como a depressão.

Nos Estados Unidos, epicentro do proibicionismo, os militares do Pentágono se interessam pelo MDMA – princípio ativo do ecstasy, serotonérgico como o LSD –para tratar as dores psíquicas de seus veteranos de guerra. Aquilo que tantos psicoterapeutas praticavam na década de 1960 de modo heurístico vem se confirmando em sólidas publicações científicas. Hofmann e Huxley tinham razão, os psicodélicos são um inestimável patrimônio da humanidade.

As promessas desse novo olhar são a evolução de uma nova ética social em tempos de abundância, a desrepressão da libido e o respeito a todas as formas de loucura, menos àquelas que oprimem. Poderiam os psicodélicos fazer os ricos se desapegarem do excesso de riqueza? Provavelmente.

Vale a pena sonhar com isso: todos nós humanos em harmonia conectada de pulsões criativas, alforriados do trabalho mecânico pelas máquinas, não libertos do corpo, mas libertos no corpo, não mais predadores universais da criação, mas hiperlúcid@s guardas-parque de Gaia. Futuro que a Deus pertence, para a sétima geração depois de nós. Quem não entender que pingue mais uma gota.

X • Vida e morte

Primeiro ato

NO TEATRO DA VIDA, NADA EMOCIONA MAIS DO QUE OS ATOS EXTREMOS DE ENcerramento e abertura. Filho e mãe passam bem, e meu respeito pela medicina nunca foi tão grande. Nosso pequeno Ernesto nasceu carnavalesco: mamãe eu quero, quem não chora não mama! Abriu o berreiro assim que respirou ar, jorro intenso de lágrimas de todos nós, e cinco minutos depois mamava sofregamente da parte mais apetitosa da pessoa mais nutritiva do mundo.

Além de chorar, nasceu sabendo comer, excretar, dormir e aprender. Com esse repertório essencial, entra na vida por inteiro. Na primeira vez que encontra o peito, olha para um lado, olha para o outro, pensa um pouquinho e escancara a boca ávido. Ninguém sabe ao certo como isso funciona, mas evidentemente são ativados circuitos neurais preexistentes. Inebriante vê-lo bêbado de leite, satisfeito e dormitante, pronto para mais duas horas de paz... tênue paz, porque é impossível ignorar seus pequenos resmungos e ameaças — ainda que veladas — de choro. Como lembra um amigo escolado na paternidade, o choro do bebê evoluiu premido pela necessidade de incomodar.

Descobrindo o que toda mãe e pai já sabem, vou me espantando a cada passo com as lindezas e durezas do vir a ser do menino. Novos aprendizados para todos! Trocar fraldas é uma operação crescentemente técnica, sem oportunidade para reflexões. Os banhos de sol ou de água, ao contrário, mais e mais vão se revelando espaços de "filosofice". Testemunhamos a descoberta das primeiras qualidades: o calor e o frio, o seco e o molhado, o mundo através da boca que quer entender o olho e a mão.

E a língua: experimentos dos pesquisadores Ghislaine e Stanislas Dehaene realizados na última década mostraram que bebês de três meses já apresentam ativação dos circuitos neurais responsáveis pela execução e compreensão da fala. Como disse o brilhante neurocientista Mariano Sigman na palestra "A máquina que constrói a realidade", da série *Technology, entertainment, design — TED*, até no silêncio o bebê se comunica.

O tempo passa diferente como num sonho, as horas adquirem o ritmo da fisiologia do filhote. Em tempos de cólica, toca Giacomo Puccini na madrugada: a ária predileta do nosso jovem tenor é "Nessun dorma": ninguém dorme! Até agora se comporta como Guevara: toda vez que tem a chance de comer, come tudo que pode, provavelmente por não saber — assim como o Che — quando terá outra oportunidade. Chora e mama, mas adormece antes de estar saciado e por isso logo desperta. E repete e repete até aprender a levar um pouco mais longe sua ânsia de satisfação. Por toda a vida, o embate entre manter o desejo aceso e aceitar a frustração. No útero não havia essa tensão, mas cada dia aqui fora ensina um pouco mais sobre o jogo.

Vivendo e aprendendo a querer. Na base de tudo a curiosidade livre, que é um jeito infinito de amar o mundo. Bem que me disse outro amigo: o filho é uma nova dimensão do amor. Fascinado com a carinha séria do meu, começo a entender as coisas.

Tempo Rei

POUCAS COISAS SÃO MAIS DEPLORADAS NA CULTURA OCIDENTAL QUANTO O ENVE-lhecimento, sinônimo de fragilidade física e decadência mental. De fato, as grandes mudanças corporais que a idade traz são muitas vezes seguidas por doenças neurodegenerativas que terminam por conduzir à demência. Uma delas, o mal de Alzheimer, se caracteriza pelo acúmulo cerebral de neurofibrilas e placas compostas por proteínas tau e peptídeos beta-amiloides, respectivamente. A imunização contra peptídeos beta-amiloides é uma das possibilidades de cura para essa doença.

Mais recentemente, experimentos com camundongos transgênicos demonstraram que os déficits de memória que acompanham a excessiva produção de proteína tau podem ser revertidos pela interrupção da sua síntese. Boas notícias chegam ainda de estudos sobre os hábitos de gêmeos idosos nos quais apenas um dos indivíduos apresenta demência; os resultados indicam que a intensa atividade intelectual retarda o aparecimento do mal de Alzheimer, reforçando a ideia de que o uso constante da mente e do corpo é a melhor terapia contra a erosão do tempo.

No entanto, mesmo superadas as patologias, o idoso parece fadado a se deparar com limites inflexíveis. Dizia Luiz Fernando Gouvêa Labouriau (1921-1996), primeiro bolsista do Conselho Nacional de Desenvolvimento Científico e Tecnológico (CNPq) e motor crucial da fisiologia vegetal no Brasil, que com o passar do tempo seu cérebro – poderoso, diga-se de passagem – parecia haver chegado ao limite de sua capacidade de armazenamento: para aprender o nome de um aluno novo, necessitava esquecer o nome científico de alguma planta. A brincadeira, proferida em tom sereno, expressava um leve inconformismo com o horizonte intelectual humano. Por ser um sistema finito, o cérebro possui um máximo de estocagem mnemônica, mesmo naqueles que escolhem exercitá-lo por toda a vida.

Mas se até o idoso mais sadio precisa contentar-se com a substituição de suas representações cognitivas em lugar da expansão mental fácil da juventude, que vantagem, utilidade ou beleza há na velhice? A resposta a esta pergunta importante encontra-se justamente na receptividade que Labouriau dedicava aos estudantes de todas as idades. Diante do dilema, Labouriau optava por se desprender da memória querida — o nome de uma planta — para cuidar da germinação de mais um jovem cientista em potencial. O investimento do mestre era a fundo perdido, mas para ele a chance de sucesso bastava. A troca de nomes sempre valeu a pena, pois fertilizava o mundo.

Eis aqui a chave do enigma: a grande, incalculável riqueza do envelhecer é a depuração extrema dos pensamentos e atos. Não apenas carregar mais memórias, e sim memórias melhores. Por ser uma propriedade do tecido nervoso, essa depuração pode ocorrer em representações mentais de qualquer tipo, em qualquer ofício humano, a despeito do enfraquecimento de músculos e ossos. Quem duvidar que observe o jogo fabuloso do legendário João Grande, mais antigo e respeitado mestre da capoeira Angola ainda em atividade, praticante há mais de sessenta anos da fina arte de mestre Pastinha. Homem idoso e brilhante que facilmente derrota qualquer jogador mais novo, por mais robusto que seja, com o suprassumo da arte de se mover.

Daí o profundo valor atribuído aos velhos sábios em tantas culturas do mundo. As melhores árvores espalham fortes sementes. Cabe a estas vingar.

A porta de saída

SE PARA MORRER BASTA ESTAR VIVO, A CERTEZA DE COISA TÃO INCERTA PODE SER insuportável. Talvez por isso a crença na vida após a morte seja pilar de tantas religiões importantes. No cristianismo e no islamismo, a morte é seguida de uma nova vida, eterna e roteirizada conforme a somatória dos acertos e erros do defunto. Sofre-se no inferno a retribuição pelas maldades praticadas, assim como a recompensa da generosidade é o céu. Já na umbanda, no espiritismo e no hinduísmo, acredita-se num ciclo de reencarnações em que cada nova existência é afetada pelos atos cometidos na vida precedente.

E o que pensa a ciência sobre a vida após a morte? A bem da verdade, nada. É decomposição bioquímica, simplesmente. A vida é uma só e quando termina é para sempre. As diferentes concepções religiosas? Noções arcanas e supersticiosas, criadas para pacificar a fera humana e dominar o medo do fim. O além é apenas um grande escuro total, e ponto final.

Uma síntese entre posições tão distintas talvez tenha raiz no fenômeno da quase-morte, relativamente comum em pacientes ressuscitados. A experiência subjetiva de quem quase foi mas voltou para contar a história varia conforme os valores e expectativas dominantes de cada cultura. Os relatos incluem euforia, desconexão mente-corpo, retrospecto panorâmico da própria vida, encontro com pessoas queridas já falecidas, um túnel com saída luminosa e a passagem para um mundo fantástico.

Experiências de quase-morte são frequentemente concomitantes com insuficiência cardiopulmonar, resultando em falta de oxigenação. As milagrosas "ressurreições" em pacientes sem sinal eletroencefalográfico detectável sugerem que exista um longo intervalo entre o início da degeneração neuronal e a conclusão da morte da consciência. É possível que distorções na percepção do tempo causadas por hipóxia transformem alguns minutos de quase-morte numa experiência aparentemente eterna.

Durante esse período, o cérebro perde progressivamente contato com o real, substituindo a cena externa por aquilo que a consciência viveu ou espera encontrar ao morrer, como a luz na saída do túnel que tanto simboliza morte quanto nascimento. O cérebro agonizante sonha desesperadamente que ainda vive, dominado pelas representações marcantes que colheu em vida, boas ou más. Se estas incluem a crença na reencarnação, o processo se prolonga numa sucessão de sonhos dentro de sonhos.

E assim convergimos da neurobiologia para a moral religiosa: praticar o bem para não sofrer depois. Até que morram todos os neurônios, se esgotem os ciclos de Samsara, desabe o mundo dos sonhos e a consciência possa, enfim, adentrar o Nirvana. Fundir-se com Olorum para já não ser de lugar nenhum.

A solidão da passagem

TABU PROFUNDO, AQUILO QUE NINGUÉM QUER LEMBRAR. DESEJO DE NÃO MAIS desejar, dilema de toda a vida. Algumas pessoas não pensam nisso e outras evitam pensar. Quantas pensam todo dia? Por tristeza, vergonha, dor, ódio, culpa ou ansiedade, a cada ano um milhão de pessoas em todo o planeta tiram voluntariamente a própria vida. A Organização Mundial da Saúde (OMS) estima que o número anual de tentativas fracassadas de suicídio chegue a dez milhões. Eis aí, afinal, um comportamento tipicamente humano?

Talvez. Muitos animais são capazes de expressar tristeza, mas em geral lutam arduamente para permanecerem vivos. Dessa regra não escapa nem mesmo o lemingue, roedor do Ártico que ficou famoso em filmes de Walt Disney – como o documentário de 1958, *White wilderness*, sem título em português, mas que poderia ser "Imensidão branca" – pela suposta propensão ao suicídio em massa. Na verdade, o comportamento de lançar-se coletivamente de altas falésias é um desafortunado acidente migratório na história natural da espécie, fruto de superpopulação e desconhecimento da rota. Com seres humanos não é tão simples. Morre mais gente por suicídio do que nas guerras. Uns porque almejam o paraíso pós-morte e outros porque não suportam o inferno da vida. Na maior parte dos casos, por uma angústia insuportável de existir. O que há de errado conosco?

Se nascemos e morremos sós, nada lembramos do parto, pois nessa hora a consciência está em fase de formação. Entretanto, na porta de saída, temos encontro marcado com a suprema solidão. Quando partimos rumo ao desconhecido, esperar uma vida nova causa menos ansiedade do que encarar o vazio de frente. Com ou sem expectativa de continuação, o temor da morte é o maior de todos os medos. Por isso, mesmo no sofrimento mais atroz, grande parte das pessoas se agarra à vida com unhas e dentes. O que faz o suicida é o sofrimento psíquico. No momento derradeiro, prestes a cometer o ato, pior do que estar sozinho é não ter nem a si mesmo por perto.

O suicídio é uma opção, e o tratamento também. Há cem anos, usava-se ópio para amortecer o desespero. Atualmente, os antidepressivos se baseiam no aumento direto ou indireto dos níveis de neurotransmissores como a serotonina. Eficaz no início, a terapia farmacológica frequentemente esbarra no problema da tolerância. Doses cada vez maiores podem ser necessárias para manter um estado que não chega a ser de felicidade, mas de conformação. Nos quadros de extrema depressão, por vezes apenas a eletroconvulsoterapia consegue retirar o paciente do mundo em que tudo é triste, doloroso e frustrante.

Mas existe outro caminho, difícil e precioso, que precisa ser trilhado bem antes do precipício. Com disciplina e coragem, voltar-se para dentro. Nutrir a mente integrada ao corpo, enraizar-se no real, mergulhar no infinito íntimo e celebrar o mistério último. Cantar, dançar, meditar e criar. Sem pressa de chegar, sorver a emoção de viajar. Acompanhar-se integralmente na passagem, na presença completa de si. Deve ser melhor assim.

O homem que amava os animais

EM 1943, NASCEU NO EGITO UM BEBÊ CHEIO DE LUZ, QUE OS CAMINHOS INCERTOS do destino transformariam em brasileiro autêntico e patriarca da nossa etologia: o formidável César Ades. As mentes que o interessavam eram de todo tipo. Acreditava, como Konrad Lorenz (1903-1989), que a verdadeira ponte entre a biologia e a psicologia é o estudo comparativo do comportamento animal.

Quando ainda era pós-graduando, visitei na USP a professora Dora Ventura, grande amiga e colaboradora do César. Ela me recomendou ir conhecê-lo, pois seu laboratório era perto. Seu nome já era uma lenda para mim; imaginei-o extremamente ocupado. Bati na porta sem aviso, para saudá-lo apenas. Ele me recebeu de braços abertos, mostrou aranhas e falou da língua dos bichos. Seus olhos brilhavam em sintonia com o sorriso. Homem cheio de demandas, tinha a magia de não parecer ocupado, pois era focado no instante. Conversamos a tarde toda.

Histórias assim não surpreendem os amigos do César, pois ele amava tanto os animais que amava também o ser humano, o mais paradoxal de todos, capaz dos atos mais extremos de amor e ódio. Ele demonstrava tal prazer no convívio com os outros, uma gentileza tão profunda e espontânea com qualquer um que cruzasse seu caminho, que alguém o suporia capaz de ver somente o lado bom de tudo. Mas ele não era de forma alguma ingênuo, ao contrário, tinha clareza aguda das mazelas da espécie. Mesmo assim nos amava, em nossa perfeita imperfeição, maravilhado com a complexidade do nosso comportamento.

Numa quinta-feira triste os caminhos incertos do destino levaram nosso amigo embora. Ao receber a notícia, chorei por horas a fio sem consolo. Nem sabia que gostava tanto dele assim. Em todo o Brasil e em muitos outros países, tenho certeza de que muitos amigos dele sentiram o mesmo desamparo, pois a elegância carinhosa do mestre parecia imortal.

Mas a vida segue... Isso também é lei na selva. Do alto da pirâmide do tempo, imagino o sorriso largo dele a nos acalentar: "não chorem não, meus queridos; morrer é o destino certo de todos os animais". Se vivo estivesse, gostaria que usássemos nosso tempo para contemplar, aprender, extasiar e mudar para melhor. Que discutíssemos por que a extração primata de petróleo começa a torturar os litorais americanos, do golfo do México ao sudeste brasileiro. Que duvidássemos da necessidade de fazer hidroelétricas na Amazônia, quando não precisamos mais crescer e sim melhorar. Que entendêssemos que o Brasil precisa, por natureza e cultura, liderar esse debate no mundo. Que o progresso só vale a pena com amor. Em breve retomarei o assunto, as tarefas, a vida. Pode deixar, César. Viver é o destino certo de todos os animais.

Se vivo estivesse César teria vindo a Natal dentro de poucas semanas, para integrar uma banca de concurso docente. Quando lhe escrevi para perguntar em que datas queria as passagens, desejou ficar uns dias a mais, para conhecer pessoalmente meu filho, por quem sempre perguntava desde que nasceu.

Sabe como é... ele gostava de bichos.

Duas vidas

EM JULHO DE 2013 FALECERAM MUITAS BRASILEIRAS. UMA DELAS, EM PARTICUlar, me fez lamentar as mortes sem sentido. Bruna Gobbi tinha apenas 18 anos, morava em São Paulo, visitava Recife e morreu em decorrência de mutilação por um tubarão na praia de Boa Viagem. Transformada em estatística, somou-se às dezenas de pessoas atacadas nas praias ao norte do Porto de Suape desde os anos 1990. A implantação desse complexo industrial transformou as paradisíacas piscinas naturais da orla recifense em um polo atrator de peixes cartilaginosos, desde pequenos cações até agressivos tubarões-tigre.

Avaliam especialistas que as causas do desastre ambiental foram a obstrução do estuário do rio Jaboatão, a consequente mudança do local de reprodução dos tubarões, os dejetos lançados pelos navios, um matadouro de gado lançando sangue e vísceras no rio e um canal entre Suape e Recife, o que facilita a chegada dos tubarões às praias cheias de turistas. O fato é que desde que o porto começou a operar, os ataques se tornaram rotina mesmo em águas rasas. Vítima tanto do peixe quanto das obras ecologicamente estúpidas, Bruna morreu na flor da juventude e com certeza deixou muita saudade. Quanta desrazão... Dar sentido a sua vida tão breve exige a proteção eficaz dos banhistas e a reversão dos danos ambientais que levaram ao desequilíbrio.

Em julho de 2013 faleceram muitas outras brasileiras. Uma delas, em particular, me fez celebrar o sentido da vida. Maria Léa Salgado-Labouriau, professora emérita do Instituto de Geociências da UnB, faleceu aos 81 anos, após uma vida inteira dedicada à ciência e à razão. Investigou a vegetação do passado remoto por meio de grãos de pólen fossilizados, o que lhe permitiu inferir mudanças climáticas nas montanhas tropicais andinas e no cerrado brasileiro. Recebeu o prêmio Jabuti pelo livro *História ecológica da Terra,* de 2001 (ed. Edgard Blucher).

Quando ainda se preparava para o vestibular, Maria Léa ouviu de um reitor da Escola de Minas de Ouro Preto: "Vá para casa, lavar roupa no tanque e cuidar dos filhos." Ser mulher e fazer ciência de impacto internacional, no Brasil de meados do século 20, não deve ter sido nada fácil! Brilhante e espirituosa, mordaz e mesmo assim empática, Maria Léa foi casada com um gigante intelectual, o saudoso Luiz Fernando Labouriau, fundador da fisiologia vegetal no país. Inicialmente sua aluna, conseguiu a proeza de ser tão ou mais reconhecida do que ele.

Apaixonada pelos fatos naturais, pelas ideias e principalmente pelas perguntas, Maria Léa foi uma pesquisadora rigorosa, vigorosa e competente. Um exemplo extremamente positivo de mulher ocupando "lugar de homem" até chegar à era em que isso começa a não ser mais assim. Lida e traduzida em todo o mundo, trabalhando tenazmente até pouco tempo atrás, viveu uma vida para ser celebrada, intensa e plenamente, até o fim.

Nascidas em tempos tão diferentes, com trajetórias tão distintas, Maria Léa e Bruna partiram quase juntas. O que dá sentido a ambas as histórias é a ecologia.

Saudade

O TORVELINHO COMEÇOU DOMINGO DE MANHÃ COM O TELEFONEMA DE MINHA prima sobre a internação hospitalar do nosso querido. Ateu comunista, boêmio aventureiro, mestre do exemplo e do contraexemplo, 61 anos sobrevividos com apetite e irreverência. Na Unidade de Terapia Intensiva identificou-se a oclusão da artéria basilar com isquemia no tronco cerebral e no cerebelo. Córtex quase intacto com presumida preservação de consciência. Horizonte: tetraplegia e prejuízo de fala. Uma bigorna pesada despencada em sua cabeça que agora apenas move os olhos. Um pouco.

Nos 25 dias de UTI, desfiou-se um rosário de complicações pulmonares, cardíacas, hepáticas, renais e intestinais. O rompimento do equilíbrio fisiológico e a tentativa da equipe médica de restaurá-lo lembram o espetáculo dos pratos de louça girando na ponta de longas varetas. Detectados resíduos de sinais motores nos membros superiores, acalento o desejo da recuperação parcial da autonomia. Mas nada será possível se não forem vencidas as infecções.

Ele sempre disse: acima do telhado só os gatos! E agora? Como pensará? Dias de clausura, tempo lento... tentativas de contato com êxito incerto. Novas bactérias atacam, a respiração se exaure, a saliva ferve. Mas a esperança é irmã da ignorância, brilha como estrela verde no escuro da solidão e é o único dom que Deus não tem. Ninguém desiste, ninguém esmorece. Nosso querido vai até a dose máxima de tudo que lhe dão. Na noite do dia de Iemanjá, cessa de pulsar.

Desde então, tarefas póstumas e descobertas essenciais. Medo do corpo morto? Que nada. Ternura e saudade, mesmo no abraço frio. Documentos e mais documentos, reconhecimentos cada vez mais irreconhecíveis. E, no entanto, é ele ainda. Telefonemas para família e amigos, planejamento das exéquias, pedido de reza, pequenos remorsos vãos e inevitáveis, histórias e mais histórias no velório de tantos diferentes, de todos os caminhos e origens, unidos pela mesma pessoa. Distrai-se a dor com abacaxis voadores. Decisões grandes e pequenas, diálogos, problemas. O barco de pesca fazendo água na Urca rebocamos para o estaleiro do outro lado da baía. Passando em frente ao estaleiro Mauá, diante das descomunais plataformas de petróleo, lembro como um danado. Rituais antigos, sensações ancestrais. O corpo é cremado no sereníssimo cemitério do Caju.

E no sábado, afinal, juntamos em frente ao bar alguns dos companheiros mais queridos. Fazemos a libação e celebramos a vida tarde adentro. Ao pôr do sol embarcamos duas traineiras rumo à praia Vermelha. A procissão marítima ladeia as pedras colossais cada vez mais púrpuras, enquadrando lentamente a cena até que o Cristo esteja exatamente no centro. A luz por trás do mundo, um laranja de fogo que colore as pedras, o bondinho, o ar. Na areia, descalços, rezamos, expressamos e encomendamos. Vivíssimo em nós, carne da nossa carne, memória da nossa história, ele paira. Pequeninos grãos de cálcio ofertados às ondas, corpo dissolvido na espuma, para sempre nos banharmos nele. Marzão.

Este livro foi produzido no Rio de Janeiro,
pela Vieira & Lent Casa Editorial, por ocasião
da 13ª Festa Literária Internacional de Paraty — Flip/2015.
Composto em Rotis Serif Std 11/17 e ADScala 16/17
em papel pólen soft 70 g/m² (miolo) e cartão 250 g/m² (capa).
Impresso pela Imos Gráfica.